JN039807

4

Textbook Series : Fundamentals of Radiological Technology
Radiometry and Dosimetry

診療放射線基礎テキストシリーズ
放射線計測学

齋藤　秀敏
椎山　謙一
岩元　新一郎
古徳　純一
納冨　昭弘
鬼塚　昌彦
橘　昌幸
眞正　浄光
千田　浩一
著

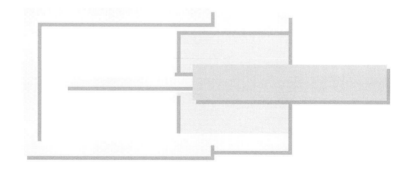

共立出版

「診療放射線基礎テキストシリーズ」刊行に当たって

　2014 年 12 月に診療放射線技師学校養成所指定規則の一部が改正され，2018 年 4 月から施行されています．この改正による国家試験の出題基準は 2020 年の国家試験から適用されることになります．現在は 2012 年版の出題基準を基本として 2020 年版の出題基準も参考として活用することにより国家試験が実施されています．

　このような状況の中，新出題基準に基づいた教科書シリーズを企画いたしました．本シリーズは放射線物理学，放射化学，放射線生物学，放射線計測学，放射線安全管理学，医用工学の 6 冊で，診療放射線技師養成のための基礎科目群で構成されています．現在，診療放射線技師の活躍する放射線の医療現場においては，絶え間ない進歩がみられます．このような放射線技術革新に耐えうるような基礎科目の修得は不可欠です．この企画においては，それぞれの専門分野で活躍されている研究者，教育者の方々に執筆をお願いし，各冊とも複数の著者で構成されています．

　読者対象は，これから診療放射線技師を目指している学生の教科書や参考書として使用されることを期待していますが，放射線医療に携わる看護師，医師などの副読本として活用されることを希望しています．

編集委員　　鬼塚昌彦
齋藤秀敏
岩元新一郎

はじめに

　本書「放射線計測学」は，2020 年の国家試験から適用される診療放射線技師国家試験出題基準に準拠して編集された専門基礎科目シリーズの一冊です．

　診療放射線技術における放射線計測は，放射線診断，核医学，放射線治療および放射線防護などの分野において放射線の量，エネルギー，分布，場の強さ，そして生体に付与されるエネルギーすなわち線量を正しく評価するための知識を学習する重要な専門基礎科目です．したがって，出題基準には診療放射線技師として必要な項目が多岐にわたって列挙されています．しかし，本書は単に出題基準の大項目，中項目，小項目の順によらず，列挙されている項目を網羅しつつ，かつ教科書として使いやすく，順序立てた学習に利用いただけるように配慮して次のような章立てとしました．

　放射線は他の物理量の測定と違って直接的に測る（計る）ことが難しいため，いろいろな量を測定して最終的に目的とする量を計測します．第 1 章（放射線計測の基礎）では，本書が対象とする放射線の種類とエネルギーの範囲，対象となる量と単位，放射線計測の理解に必要なそれぞれの量と量の関係などを解説しています．

　放射線計測では放射線と物質の相互作用によって生じた電気，光などを利用して放射線を検出します．第 2 章（放射線と物質の相互作用）では，放射線計測の原理を知るために各種放射線と物質の相互作用について解説しています．

　放射線の検出または計測のためには，放射線の量を直接計測できる物理量に変換する必要があります．第 3 章（放射線計測）では，放射線検出の原理を電離現象，発光現象，飛跡検出，核反応などに分類し解説しています．また，放射線計測で必要となる統計処理についても解説しています．

　未知の放射性核種を推定することや，放射線の量から放射線場の強さや生体への付与エネルギーを評価するためには，放射線のエネルギーという情報が必要になります．第 4 章（エネルギー計測）では，各種放射線のエネルギー，エ

ネルギースペクトル計測，線質の決定などについて解説しています.

　放射線場の強さや生体へのエネルギー付与など線量計測の目的が絶対量なのか相対量なのか，線量あるいは線量率なのか，などによって最適な検出器を選択する必要があります. 第5章（線量計測）では，線量を評価するために個々の検出器の動作原理と特性，線量計測法などを解説しています.

　放射線防護においては，使用目的，状況，測定対象となる放射線に合致した測定器を選択する必要があります. 第6章（防護）では，放射線業務従事者被ばく線量管理に用いる，個人被ばく線量計，環境放射線測定に使用する各種サーベイメータ，モニタ，そして体内 RI 分布測定に関する基礎と原理などについて解説しています.「防護量と実用量」,「均等被ばくと不均等被ばく」などについて解説しています.

　さらに，本書で学習した知識を確認できるように各章末には国家試験出題形式でオリジナルの演習問題を掲載しています.

　執筆は，実際に研究においてご専門とされている，あるいは大学において教育を担当されている先生にご担当をお願いしました. 以上のように，本書は診療放射線技師を目指す学生のため国家試験出題基準を満たした教科書としてご利用いただけます. さらに，実際に診療放射線業務に従事している方にとっても必要となる知識を提供できるように充実した内容となるよう心がけました. ぜひ，本書を活用いただけることを願っています.

　最後になりましたが，本書出版の機会を与えていただいた共立出版の寿様，瀬水様に感謝いたします.

　2020 年 2 月

齋藤　秀敏

執筆担当

目　　次

第1章　放射線計測の基礎

第2章　放射線と物質の相互作用

第3章　放射線計測

第4章　エネルギー計測

第5章　線量計測

第6章　防　護

放射線計測の基礎

　測定（measurement）とは，「ある量を，基準として用いる量と比較し，数値または符号を用いて表すこと」と定義されている．たとえば，長さは基準となる定規と比較して，12.5 cm のように表す．一方，**計測**（metrology）は，「特定の目的をもって，測定の方法および手段を考究し，実施し，その結果を用いて所期の目的を達成させること」と定義されている．放射線は他の量の測定と違って直接的に測る（計る）ことが難しいことが多く，いろいろな量を測定して最終的に目的とする量を計測することが多い．

　本章では，本書で対象とする放射線の種類とエネルギーの範囲，対象となる量と単位，放射線計測のために欠かせないそれぞれの量と量の関係などについて解説する．

1.1　放射線計測の対象

　図 1.1 に放射線の分類を示す．広義での放射線（radiation）は，放射状に広がる電磁波および粒子を意味し，物質をイオン化させる能力（電離作用）をもつ電離放射線（ionizing radiation）と，電離作用をもたない非電離放射線（non ionizing radiation）に分類することができる．

　エネルギーがおよそ 10 keV 以下，波長がおよそ 100 nm 以上の可視光や赤外線，電子レンジなどに利用されているマイクロ波，携帯電話，テレビ，ラジオなどの電磁波は非電離放射線である．単に放射線という場合はこれらの非電

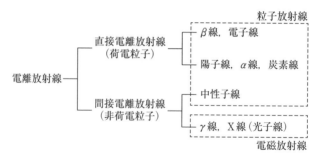

図1.1　放射線の分類

離放射線を含まず，電離放射線のみを指すことが多い．

　電離放射線は電離過程の違いにより，**直接電離放射線**と**間接電離放射線**に分類することができる．直接電離放射線は，それ自体が電荷をもち，物質を構成している原子の軌道電子とのクーロン力で電離作用を生じ，直接物質にエネルギーを付与することができる．粒子自身が電荷をもつことから**荷電粒子**ということも多い．放射性同位元素から放出されるアルファ線（α線），ベータ線（β^{+}線，β^{-}線），加速によって得られる電子線，陽子線，重粒子線（炭素線）などがこれに当たる．

　一方，**非荷電粒子**である光子や中性子は電荷をもたず，その粒子自身が電離させるより二次的に放出される荷電粒子による電離作用が大きい．すなわち，第1段階の相互作用において光子では電子や陽電子を，中性子では陽子などの荷電粒子を放出させ，これら荷電粒子によって物質にエネルギーを付与するため，間接電離放射線と分類されている．

　質量をもつ非荷電粒子および荷電粒子を**粒子放射線**，電離作用をもつ電磁波，すなわちγ線，X線（光子線）を**電磁放射線**と分類することもある．

　本書では，これら電離放射線について，放射線診断，核医学，放射線治療分野および放射線防護分野に関連するエネルギー範囲での計測について解説している．

1.2 放射線に関する量と単位

　放射線に関する量を含め，すべての物理量は表1.1に示す**国際単位系**（SI）の7つの基本単位，あるいは複数の基本単位のべき乗を掛け合わせた組立単位で表現されている．組立単位の一部には固有の名称と固有の単位記号をもつものがある．また，実際に量を記述する場合には，数値，表1.2に示す乗数を表す**SI接頭語**，単位の順で表記する．

　ICRU Report 85（2011）では放射線に関する量を放射計測（radiometry），相互作用係数（interaction coefficient），線量計測（dosimetry）および放射能（radioactivity）について，ICRP Publication 103（2007）では防護量について，それぞれの定義，シンボル，単位記号を示している．

　以下，分類ごとに主な量について，その定義と他の量との関係を説明する．

表1.1　SI基本量の名称と単位

基本量	名称	単位記号
長さ	メートル	m
質量	キログラム	kg
時間	秒	s
電流	アンペア	A
熱力学温度	ケルビン	K
物質量	モル	mol
光度	カンデラ	cd

表1.2　SI接頭語

乗数	名称	記号	乗数	名称	記号
10^1	デカ（deca）	da	10^{-1}	デシ（deci）	d
10^2	ヘクト（hecto）	h	10^{-2}	センチ（centi）	c
10^3	キロ（kilo）	k	10^{-3}	ミリ（milli）	m
10^6	メガ（mega）	M	10^{-6}	マイクロ（micro）	μ
10^9	ギガ（giga）	G	10^{-9}	ナノ（nano）	n
10^{12}	テラ（tera）	T	10^{-12}	ピコ（pico）	p
10^{15}	ペタ（peta）	P	10^{-15}	フェムト（femto）	f
10^{18}	エクサ（exa）	E	10^{-18}	アト（atto）	a
10^{21}	ゼタ（zetta）	Z	10^{-21}	ゼプト（zepto）	z
10^{24}	ヨタ（yotta）	Y	10^{-24}	ヨクト（yocto）	y

1.2.1　放射計測

ICRU Report では，粒子数（particle number）を表す記号として N（単位：1）を用いる．また，放出，移動または入射する粒子の静止エネルギーを除くエネルギー，放射エネルギー（radiant energy）を表す記号として R（単位：J）を用いる．ただし，エネルギーの単位として電子ボルト [eV] が用いられることも多い．1 eV は電気素量（$e=1.602\times10^{-19}$ C）をもつ粒子が真空中で 1 V の電位差で加速されるときに得る運動エネルギー 1.602×10^{-19} J に等しい．

(1)　フラックス（flux），$\dot{N}$，単位：[s^{-1}]

時間間隔 dt での粒子数の増分が dN であるとき，フラックス $\dot{N}$ は次式で定義されている．

$$\dot{N}=\frac{dN}{dt} \tag{1.1}$$

(2)　エネルギーフラックス（energy flux），$\dot{R}$，単位：[W]（または[J s^{-1}]）

時間間隔 dt での放射エネルギーの増分が dR であるとき，エネルギーフラックス $\dot{R}$ は次式で定義されている．

$$\dot{R}=\frac{dR}{dt} \tag{1.2}$$

(3)　フルエンス（fluence），$\varPhi$，単位：[m^{-2}]

断面積 da の球に入射する粒子数が dN であるとき，フルエンス $\varPhi$ は次式で定義されている．

$$\varPhi=\frac{dN}{da} \tag{1.3}$$

球の断面積 da は図 1.2（a）に示すように粒子の入射方向に対して直交する面の面積である．このように定義することによって，粒子の進行方向が異なる場合でも一定の面積で粒子数をとらえることができる．もし，図 1.2（b）のように検出面に垂直な線（法線）に対して角度 θ で n 個の粒子が入射する場合のフルエンス $\varPhi$ は次のように求める．

$$\varPhi=\frac{n}{a\cos\theta} \tag{1.4}$$

図 1.3 に示すように粒子が連続したエネルギースペクトルをもつ場合，エネ

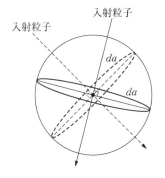

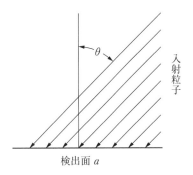

（a）　断面積 da の球へ入射する場合　　　（b）　検出面に斜入する場合

図 1.2　フルエンスの説明図

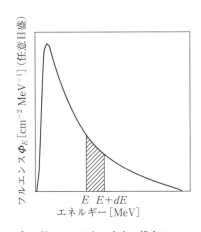

図 1.3　エネルギースペクトルをもつ場合のフルエンス Φ_E

ルギー E から $E+dE$ の間のフルエンス Φ_E は次式で求められる．

$$\Phi_E = \frac{d\Phi}{dE} \tag{1.5}$$

この場合，エネルギー幅当たりのフルエンスであるので，単位は $[\mathrm{m^{-2}\,J^{-1}}]$（一般的には $[\mathrm{cm^{-2}\,MeV^{-1}}]$ など）となるので注意が必要である．

（4）　エネルギーフルエンス（energy fluence），Ψ，単位：$[\mathrm{J\,m^{-2}}]$

断面積 da の球に入射する放射エネルギーが dR であるとき，エネルギーフ

ルエンス Ψ は次式で定義されている.

$$\Psi = \frac{dR}{da} \tag{1.6}$$

　粒子のエネルギーが E, フルエンスが Φ であるとき，エネルギーフルエンス Ψ は

$$\Psi = E\,\Phi \tag{1.7}$$

となる．同様に，粒子が連続したエネルギースペクトルをもつ場合，エネルギー E から $E+dE$ の間のエネルギーフルエンス Ψ_E は次式で求められる.

$$\Psi_E = E\,\Phi_E \tag{1.8}$$

（5）　**フルエンス率**（fluence rate），$\dot{\Phi}$，単位：$[\mathrm{m}^{-2}\,\mathrm{s}^{-1}]$

　時間間隔 dt でのフルエンスの増分が $d\Phi$ であるとき，フルエンス率 $\dot{\Phi}$ は次式で定義されている.

$$\dot{\Phi} = \frac{d\Phi}{dt} \tag{1.9}$$

（6）　**エネルギーフルエンス率**（energy fluence rate），$\dot{\Psi}$，単位：$[\mathrm{W\,m}^{-2}]$
　　　（または $[\mathrm{J\,m}^{-2}\,\mathrm{s}^{-1}]$）

　時間間隔 dt でのフルエンスの増分が $d\Psi$ であるとき，エネルギーフルエンス率 $\dot{\Psi}$ は次式で定義されている.

$$\dot{\Psi} = \frac{d\Psi}{dt} \tag{1.10}$$

（7）　**粒子ラジアンス**（particle radiance），$\dot{\Phi}_\Omega$，単位：$[\mathrm{m}^{-2}\,\mathrm{s}^{-1}\,\mathrm{sr}^{-1}]$

　立体角 $d\Omega$ の特定の方向へ移動する粒子のフルエンス率が $d\dot{\Phi}$ であるとき，粒子ラジアンス $\dot{\Phi}_\Omega$ は次式で定義されている.

$$\dot{\Phi}_\Omega = \frac{d\dot{\Phi}}{d\Omega} \tag{1.11}$$

　立体角（solid angle）とは1点から望む広がりを表し，ステラジアン [sr] を単位として用いる．図1.4に示すように点 O から距離 r の位置にある面積 S を望むとき，立体角 Ω [sr] は次式で求められる.

$$\Omega = \frac{S}{r^2} \tag{1.12}$$

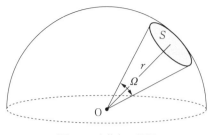

図1.4　立体角の説明

(8)　**エネルギーラジアンス**（energy radiance），$\dot{\Psi}_\Omega$，単位：[W m^{-2} sr^{-1}]
（または [J m^{-2} s^{-1} sr^{-1}]）

立体角 $d\Omega$ 内の特定の方向へ移動する粒子のエネルギーフルエンス率が $d\dot{\Psi}$ であるとき，エネルギーラジアンス $\dot{\Psi}_\Omega$ は次式で定義されている．

$$\dot{\Psi}_\Omega = \frac{d\dot{\Psi}}{d\Omega} \tag{1.13}$$

1.2.2　相互作用係数

(1)　**断面積**（cross section），σ，単位：[m^2]（固有の単位：バーン [b]，
1 b＝10^{-28} m^2）

標的へ入射する粒子のフルエンス Φ 当たりの相互作用数の平均が N であるとき，断面積 σ は次式で定義されている．

$$\sigma = \frac{N}{\Phi} \tag{1.14}$$

(2)　**質量減弱係数**（mass attenuation coefficient），μ/ρ，単位：[m^2 kg^{-1}]

非荷電粒子が密度 ρ の物質中を距離 dl 通過する間に，入射粒子数 N に対する相互作用数 dN の比が dN/N であるとき，非荷電粒子に対する物質の質量減弱係数 μ/ρ は次式で定義されている．

$$\frac{\mu}{\rho} = \frac{1}{\rho \, dl} \frac{dN}{N} \tag{1.15}$$

(3)　質量エネルギー転移係数（mass energy transfer coefficient），μ_{tr}/ρ，
単位：$[\mathrm{m^2\,kg^{-1}}]$

非荷電粒子が密度 ρ の物質中を距離 dl 通過する間に，入射放射エネルギー
R に対する二次荷電粒子に転移される運動エネルギーの平均 dR_{tr} の比が
dR_{tr}/R であるとき，非荷電粒子に対する物質の質量エネルギー転移係数 μ_{tr}/ρ
は次式で定義されている．

$$\frac{\mu_{tr}}{\rho}=\frac{1}{\rho}\frac{dR_{tr}}{R} \tag{1.16}$$

(4)　質量エネルギー吸収係数（mass energy absorption coefficient），μ_{en}/ρ，
単位：$[\mathrm{m^2\,kg^{-1}}]$

二次荷電粒子に転移されたエネルギーのうち，放射過程で消費されるエネル
ギーの割合の平均が g であるならば，衝突過程で消費されるエネルギーの割合
は $(1-g)$ となる．非荷電粒子に対する物質の質量エネルギー吸収係数 μ_{en}/ρ
は次式で定義されている．

$$\frac{\mu_{en}}{\rho}=\frac{\mu_{tr}}{\rho}(1-g) \tag{1.17}$$

(5)　質量阻止能（mass stopping power），S/ρ，単位：$[\mathrm{J\,m^2\,kg^{-1}}]$（または
$[\mathrm{eV\,m^2\,kg^{-1}}]$）

荷電粒子が密度 ρ の物質中を距離 dl 通過する間に失う平均エネルギーが
dE であるとき，荷電粒子に対する物質の質量阻止能 S/ρ は次式で定義されて
いる．

$$\frac{S}{\rho}=\frac{1}{\rho}\frac{dE}{dl} \tag{1.18}$$

質量阻止能 S/ρ は，軌道電子との相互作用による電離および励起で失う質量
電子阻止能（mass electronic stopping power）（または質量衝突阻止能；mass
collision stopping power）S_{el}/ρ，原子核または軌道電子の電界による制動放射
線で失う質量**放射阻止能**（mass radiative stopping power）S_{rad}/ρ，弾性クー
ロン衝突による核子の反跳で失う質量**原子核阻止能**（mass nuclear stopping
power）S_{nuc}/ρ の和として，次のように表すことができる．

$$\frac{S}{\rho}=\frac{S_{el}}{\rho}+\frac{S_{rad}}{\rho}+\frac{S_{nuc}}{\rho}=\frac{1}{\rho}\left(\frac{dE}{dl}\right)_{el}+\frac{1}{\rho}\left(\frac{dE}{dl}\right)_{rad}+\frac{1}{\rho}\left(\frac{dE}{dl}\right)_{nuc} \tag{1.19}$$

(6)　線エネルギー付与（linear energy transfer）または**制限線電子阻止能**（restricted linear electronic stopping power），L_Δ，単位：[J m^{-1}]（または [eV m^{-1}]）

荷電粒子が物質中を距離 dl 通過する間の電子阻止能の平均が dE_Δ であるとき，線エネルギー付与（または制限線電子阻止能）L_Δ は次式で定義されている．

$$L_\Delta = \frac{dE_\Delta}{dl} \tag{1.20}$$

ただし，図1.5 に示すように注目する領域の大きさに応じた**カットオフエネルギー** Δ を設定し，二次電子が Δ を超えるような δ 線ならば領域外での電子阻止能（衝突阻止能）を差し引いて dE_Δ とする．

(7)　放射化学収量（radiation chemical yield），$G(x)$，単位：[mol J^{-1}]

エネルギーの平均 $\bar{\varepsilon}$ の付与によって生成，分解あるいは変化する物質 x の物質量の平均が $n(x)$ あるとき，放射化学収量 $G(x)$ は次式で定義されている．

$$G(x) = \frac{n(x)}{\bar{\varepsilon}} \tag{1.21}$$

G 値と呼ばれることもある．

(8)　ガス中で1イオン対生成に費やされる平均エネルギー（mean energy expended in a gas per ion pair formed），W，単位：[J]（または [eV]）

初期運動エネルギー E の荷電粒子が気体中で完全にエネルギーを散逸するまでに生成する全イオン対数の平均が N であるとき，ガス中で1イオン対生

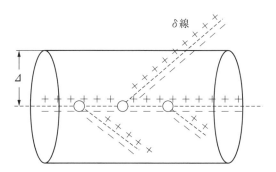

図1.5　制限線阻止能の説明

成に費やされる平均エネルギー W は次式で定義されている.

$$W = \frac{E}{N} \tag{1.22}$$

W 値と呼ばれることもある.

1.2.3 線量計測

(1)   カーマ [kerma], K, 単位:[J kg^{-1}] (固有の単位:グレイ[Gy], Gy= J kg^{-1}) (kerma:kinetic energy released per mass)

質量 dm の物質中で非荷電粒子によって放出されたすべての荷電粒子の初期運動エネルギーの総和が dE_{tr} であるとき,カーマ K は次式で定義されている.

$$K = \frac{dE_{tr}}{dm} \tag{1.23}$$

ここで,dE_{tr} には壊変または励起された原子から放出される荷電粒子の運動エネルギーが含まれる.

非荷電粒子のエネルギーが E,フルエンスが Φ,またはエネルギーフルエンスが Ψ であり,その非荷電粒子に対する任意の物質の質量エネルギー転移係数が μ_{tr}/ρ であるとき,その物質のカーマ K は次式で求められる.

$$K = \Phi E \frac{\mu_{tr}}{\rho} = \Psi \frac{\mu_{tr}}{\rho} \tag{1.24}$$

線量計算においてエネルギー E の非荷電粒子のフルエンス分布が Φ_E,またはそのエネルギーフルエンス分布が Ψ_E である場合のカーマ K は次式で求められる.

$$K = \int \Phi_E E \frac{\mu_{tr}}{\rho} dE = \int \Psi_E \frac{\mu_{tr}}{\rho} dE \tag{1.25}$$

任意の点のフルエンスが明らかならば,たとえば,水ファントム中の任意の点の空気カーマのように表現することができる.

放射損失を無視でき,放出された荷電粒子の結合エネルギーに比べて非荷電粒子の運動エネルギーが非常に大きいような荷電粒子平衡が存在する場合,カーマで吸収線量を近似できる.

非荷電粒子によって放出された荷電粒子は衝突損失と放射損失によってそのエネルギーを失う.したがって,カーマ K は衝突損失による**衝突カーマ** K_{col}

（collision kerma）と放射損失による放射カーマ K_{rad}（radiative kerma）の和となる．

$$K=K_{\mathrm{col}}+K_{\mathrm{rad}} \tag{1.26}$$

任意の物質の質量エネルギー吸収係数が μ_{en}/ρ，放射損失の割合が g であるとき，衝突カーマ K_{col} は次式で求められる．

$$K_{\mathrm{col}}=\Phi\, E\, \frac{\mu_{\mathrm{en}}}{\rho}=\Phi\, E\, \frac{\mu_{\mathrm{tr}}}{\rho}\,(1-g)=K(1-g) \tag{1.27}$$

また，エネルギー E のフルエンス分布が Φ_E であるような連続エネルギースペクトルの場合，放射損失の割合の平均 $\bar{g}$ から衝突カーマ K_{col} は次式で求められる．

$$K_{\mathrm{col}}=\int \Phi_E\, E\, \frac{\mu_{\mathrm{en}}}{\rho}\, dE=\int \Phi_E\, E\, \frac{\mu_{\mathrm{tr}}}{\rho}\,(1-g)dE=K(1-\bar{g}) \tag{1.28}$$

時間間隔 dt でのその量の増分"率"（rate）を表す場合，たとえばフルエンス率 $\dot{\Phi}$ のようにシンボルの上にドット"・"が付けられ，元の単位に s^{-1} が加わる．以降，カーマ率 $\dot{K}$，照射線量率 $\dot{X}$，吸収線量率 $\dot{D}$ についての説明は省略する．

(2)　照射線量（exposure）[*1]，X，単位：$[\mathrm{C\, kg^{-1}}]$

質量 dm の乾燥空気中で光子によって放出されたすべての電子が乾燥空気中で完全に停止するまでに発生させたイオンの正または負いずれか一方の符号の全電荷の絶対値が dq であるとき，照射線量 X は次式で定義されている．

$$X=\frac{dq}{dm} \tag{1.29}$$

励起された原子から放出される電子による電離電荷は dq に含まれるが，制動放射，蛍光 X 線などの放射過程で放出された光子による電離電荷は dq に含まれない．この分類は高エネルギーで有意となることを除けば，照射線量の定義は空気カーマと類似している．

照射線量は，エネルギー E の光子のフルエンス分布 Φ_E とその光子に対する乾燥空気の質量エネルギー転移係数 μ_{tr}/ρ，または質量エネルギー吸収係数

---

*1　ICRU Report では荷電粒子による線量の 1 つとしてシーマ（cema）が定義されている．しかし，日常的に利用されないため本章では省略した．SI に属さないが照射線量の単位として R（レントゲン）が使用されることがある．

μ_{en}/ρ を用いて，次式で表すことができる．

$$X \approx \frac{e}{W} \int \Phi_E \, E \, \frac{\mu_{tr}}{\rho} \, (1-\bar{g}) \, dE = \frac{e}{W} \int \Phi_E \, E \, \frac{\mu_{en}}{\rho} \, dE \qquad (1.30)$$

ここで，e は電気素量，W は空気中で 1 イオン対生成に費やされる平均エネルギー，$\bar{g}$ は光子によって放出された電子の乾燥空気中における放射損失の割合の平均である．

1 MeV 未満の光子では，$\bar{g}$ の値は小さいため式 (1.30) は次式のように近似できる．

$$X \approx \frac{e}{W} K_{air} \, (1-\bar{g}) = \frac{e}{W} K_{col,air} \qquad (1.31)$$

ここで，K_{air} は乾燥空気のカーマ，$K_{col,air}$ は乾燥空気の衝突カーマである．

カーマの場合と同様，空気と異なる物質中における照射線量や照射線量率という表現が可能で，たとえば水ファントム内のある点での照射線量と表現することができる．

(3) 吸収線量（absorbed dose），D，単位：$[\text{J kg}^{-1}]$，（固有の単位：グレイ $[\text{Gy}]$）

質量 dm の物質に電離性放射線によって付与された平均エネルギーが $d\bar{\varepsilon}$ であるとき，吸収線量 D は次式で定義されている．

$$D = \frac{d\bar{\varepsilon}}{dm} \qquad (1.32)$$

ここで，任意の体積に入射するすべての電離性放射線の放射エネルギーの平均が R_{in}，その体積から放出されるすべての電離性放射線の放射エネルギーの平均が R_{out}，その体積中で生じるすべての原子核の静止エネルギーの変化の和（$Q>0$：静止エネルギーの減少，$Q<0$：静止エネルギーの増加）が $\sum Q$ であるとき，付与エネルギーの平均 $\bar{\varepsilon}$ は次式で求められる．

$$\bar{\varepsilon} = R_{in} - R_{out} + \sum Q \qquad (1.33)$$

1.2.4 放 射 能

(1) 壊変定数（decay constant），λ，単位：$[\text{s}^{-1}]$

時間間隔 dt 間において，あるエネルギー状態からの自発的な核変換の確率

が dN/N であるとき，壊変定数 λ は次式で定義されている．

$$\lambda=\frac{\left(\dfrac{-dN}{N}\right)}{dt} \tag{1.34}$$

(2)　放射能 （activity），A，単位：s^{-1} （固有の単位：ベクレル [Bq]，$\mathrm{Bq}=\mathrm{s}^{-1}$)

時間間隔 dt 間において，あるエネルギー状態からの自発的な核変換数の平均が N であるとき，放射能 A は次式で定義されている．

$$A=-\frac{dN}{dt} \tag{1.35}$$

(3)　空気カーマ率定数 （air-kerma-rate constant），$\varGamma_\delta$，単位：$[\mathrm{m^2\,J\,kg^{-1}}]$ （固有の単位：$[\mathrm{m^2\,Gy\,Bq^{-1}s^{-1}}]$)

放射能が A で点線源と見なせる放射性同位元素から真空中で距離 l 離れた点において，エネルギー δ を超える光子による空気カーマ率が $\dot{K}_\delta$ であるとき，空気カーマ率定数 $\varGamma_\delta$ は次式で定義されている．

$$\varGamma_\delta=\frac{l^2\,\dot{K}_\delta}{A} \tag{1.36}$$

1.2.5　防護関係

(1)　等価線量 （equivalent dose），H，単位：$[\mathrm{J\,kg^{-1}}]$ （固有の単位：シーベル [Sv]）

臓器 T の放射線 R による吸収線量の平均が D_T，放射線加重係数が w_R であるとき，等価線量 H_T は次式で定義されている．

$$H_\mathrm{T}=\sum_\mathrm{R} w_\mathrm{R}\,D_\mathrm{T,R} \tag{1.37}$$

(2)　実効線量 （effective dose），E，単位：$[\mathrm{J\,kg^{-1}}]$ （固有の単位：シーベル [Sv]）

臓器 T の等価線量が H_T，組織加重係数が w_T であるとき，実効線量 E は次式で定義されている．

$$E=\sum_\mathrm{T} w_\mathrm{T}\,H_\mathrm{T}$$

━━━━━━━━━━━━━━━ **演習問題** ━━━━━━━━━━━━━━━

1.1 ICRU Report 85 の物理量と単位との組合せで正しいのはどれか. 2つ選べ.

   1.　吸収線量 ───────────── $J\,kg^{-1}$

   2.　衝突カーマ ──────────── $J\,kg^{-1}$

   3.　質量衝突阻止能 ───────── $m^2\,kg^{-1}$

   4.　線エネルギー付与 ─────── J

   5.　質量エネルギー転移係数 ──── $J\,m^2\,kg^{-1}$

1.2 エネルギー E, フルエンス Φ の光子が質量エネルギー転移係数 μ_{tr}/ρ の物質に入射した. このときのカーマはどれか.

   1. $\dfrac{E}{\Phi}\dfrac{\mu_{tr}}{\rho}$ 2. $\dfrac{E}{\Phi}\dfrac{\rho}{\mu_{tr}}$ 3. $\dfrac{\Phi}{E}\dfrac{\mu_{tr}}{\rho}$

   4. $\dfrac{\Phi}{E}\dfrac{\rho}{\mu_{tr}}$ 5. $E\Phi\dfrac{\mu_{tr}}{\rho}$

1.3 単位にエネルギーが含まれている量はどれか.

   1.　照射線量

   2.　フルエンス

   3.　粒子ラジアンス

   4.　放射線化学収量

   5.　質量エネルギー吸収係数

1.4 非荷電粒子のみに定義されている量はどれか. 2つ選べ.

   1.　W 値

   2.　カーマ

   3.　阻止能

   4.　フルエンス

   5.　質量減弱係数

1.5 1 MBq の ^{60}Co の点線源から 100 cm の位置でのエネルギーフルエンス [MeV cm^{-2}] はどれか.

ただし, ^{60}Co は 1 壊変で 1.17 MeV と 1.33 MeV の γ 線を放出する.

   1.　8.0   2.　9.3   3.　10.6   4.　15.9   5.　19.9

〈**参考文献**〉

1) ICRU：Fundamental Quantities and Units for Ionizing Radiation, ICRU Report 85, Journal of the ICRU 11, 2011

2）ICRP：The 20007 recommendations of the International Commission on Radio-
　　logical Protection, ICRP Publication 103, 2007

2 | 放射線と物質の相互作用

相互作用とは，お互いに影響を及ぼし合うことである．放射線が物質に入射すると相互作用をする．

放射線検出器は，放射線と物質の相互作用により生じた電気・光等を検出することにより放射線を検出する．よって，放射線計測の原理を知るためには，放射線と物質の相互作用を知る必要がある．

放射線と物質の相互作用は，放射線の種類（光子，電子，荷電粒子，中性子）やそれらのエネルギーによって多種多様にある．そこで，ここでは放射線計測に必要な，放射線と物質の主な相互作用を取り上げる．

2.1 光　　子

光子（X線，γ線）と物質の相互作用には大きく2つ，散乱と吸収がある．この中で，放射線計測において重要となる相互作用として光電吸収，コンプトン散乱，電子対生成，および光核反応がある．

2.1.1 光 電 吸 収

原子に入射した光子が，原子により吸収され原子から電子が放出される現象である（図2.1）．このとき，放出された電子を**光電子**という．光電子の運動エネルギー E は，入射光子のエネルギーを $h\nu$ とすると，$E=h\nu-I$ である．ここで，I は電子が元にいた軌道の結合エネルギーである．光電吸収は内殻電

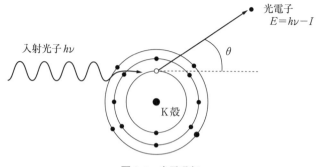

図2.1　光電吸収

子ほど起こりやすく，K殻電子で約80%である．

　光電吸収の断面積はエネルギーに対して単純ではない．例として，K殻電子に対する光電吸収の断面積 σ_K の近似式を示す．

$$\frac{d\sigma_K}{d\Omega}=2\sqrt{2}\ \alpha^4\ Z^5\ r^2\left(\frac{m_0\,c^2}{h\nu}\right)^{7/2}\sin^2\theta \tag{2.1}$$

ここで，$\alpha\ (=1/137)$ は**微細構造定数**と呼ばれる定数である．

2.1.2　コンプトン散乱

　コンプトン散乱（コンプトン効果）は電子による光子の弾性散乱である．コンプトンによるX線散乱実験の結果から見つかり，この結果は光子の粒子性を決定づけた．

　コンプトン散乱で反跳された電子を**コンプトン電子**という．コンプトン散乱後の散乱光のエネルギー $h\nu'$ およびコンプトン電子のエネルギー K_e は，それらの散乱前後におけるエネルギー保存則および運動量保存則から求められ，それぞれ

$$h\nu'=\frac{h\nu}{1+\alpha\,(1-\cos\theta)} \tag{2.2}$$

$$K_e=h\nu-h\nu'=h\nu\,\frac{\alpha\,(1-\cos\theta)}{1+\alpha\,(1-\cos\theta)} \tag{2.3}$$

である．ここで，$h\nu$ は入射光子のエネルギー，θ は入射角度である（図2.2）．
　また

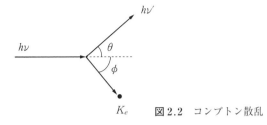

図2.2　コンプトン散乱

$$\alpha = \frac{h\nu}{m_0 c^2} \tag{2.4}$$

である．ここで，m_0 は電子の静止質量，c は光速である．いま，$\theta = 180°$ のときコンプトン電子の運動エネルギーは

$$K_e = h\nu \frac{2\alpha}{1+2\alpha} \tag{2.5}$$

となり，最大値をとる．これを**コンプトン端**という．

　コンプトン散乱の起こる確率をコンプトン散乱の断面積といい，以下の式で表される．

$$\frac{d\sigma}{d\Omega} = \frac{r_0^2}{2}(1+\cos^2\phi)\left[\frac{1}{1+\alpha(1-\cos\phi)}\right]^2\left[1+\frac{\alpha^2(1-\cos\phi)^2}{\{1+\alpha(1-\cos\phi)\}(1+\cos^2\phi)}\right] \tag{2.6}$$

この式を **Klein-仁科の式**という．

2.1.3　電子対生成

　光子が原子核のクーロン場と相互作用し，光子が消滅し電子と陽電子の対を生成する現象を電子対生成という（図2.3）．

　電子対生成を起こすためには，光子に最低限のエネルギーが必要である．こ

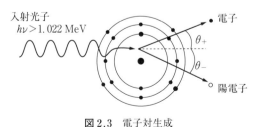

図2.3　電子対生成

のエネルギーのことを**しきい（閾）エネルギー**といい，その値は $1.022\,\mathrm{MeV}$ （$=2m_0\,c^2$）である．

2.1.4　光核反応

原子核が入射光子のエネルギーを吸収して，原子核から中性子を放出する反応を**光核反応**という．これは（γ, n）反応とも表される．このとき，放出された中性子を**光中性子**という．

光核反応にはしきいエネルギーがあり，その値は核種によって異なる．以下にいくつかの核種におけるしきいエネルギーを示す．

${}^{2}\mathrm{H}$	$2.20\,\mathrm{MeV}$
${}^{9}\mathrm{Be}$	$1.67\,\mathrm{MeV}$
${}^{12}\mathrm{C}$	$18.7\,\mathrm{MeV}$
${}^{204}\mathrm{Pb}$	$8.2\,\mathrm{MeV}$

2.1.5　相互作用係数（断面積, 減弱係数, エネルギー吸収係数, エネルギー転移係数）

(1)　断面積

光子が物質中で相互作用する確率を**断面積**という．断面積には，原子に対する微視的断面積と巨視的断面積がある．巨視的断面積には，単位長さ当たりの断面積と単位面密度当たりの断面積があり，それぞれ**線減弱係数**および**質量減弱係数**と呼ぶ．なお，微視的断面積の単位は $[\mathrm{m}^2]$ または，バーン $[\mathrm{b}]$ であり，$1\,\mathrm{b}=10^{-24}\,\mathrm{cm}^2=10^{-28}\,\mathrm{m}^2$ である．

いま，断面積を σ，物質の原子密度を n とすると，σ と線減弱係数 μ との間には

$$\mu=\sigma n \tag{2.7}$$

が成り立つ．原子密度 n は，密度 ρ，アボガドロ数 N_{A}，および原子量 A_{W} を用いて

$$n=\rho\,\frac{N_{\mathrm{A}}}{A_{\mathrm{W}}} \tag{2.8}$$

と表されるので，μ は

$$\mu = \rho \frac{N_A}{A_W} \sigma \qquad (2.9)$$

と表すこともできる．

(2)　質量減弱係数

線減弱係数を密度 ρ で割った

$$\mu_m = \frac{\mu}{\rho} = \frac{N_A}{A_W} \sigma \qquad (2.10)$$

を質量減弱係数という．線減弱係数は温度・圧力が変わると変化するが，質量減弱係数は温度・圧力が変わっても不変である．質量減弱係数の単位は $[\mathrm{m^2/kg}]$ または $[\mathrm{cm^2/g}]$ である．

各相互作用に対する質量減弱係数は入射光子のエネルギー $h\nu$ および入射した物質の原子番号 Z に依存する．それらの依存性は相互作用の種類で異なる．各相互作用に対する，入射光子のエネルギー $h\nu$ および入射した物質の原子番号 Z 依存性は以下のようになる．

a. 光電効果に対する質量減弱係数：$\mu_{\mathrm{photo}}/\rho$

$$\frac{\mu_{\mathrm{photo}}}{\rho} \propto h\nu^{-3.0} \qquad (2.11)$$

$$\frac{\mu_{\mathrm{photo}}}{\rho} \propto Z^{3.0 \sim 3.8} \qquad (2.12)$$

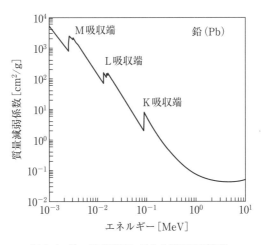

図 2.4　鉛の光電吸収に対する質量減弱係数

である．質量減弱係数をエネルギーに対してプロットした，質量減弱係数曲線（図2.4）は，$h\nu=I$ 近傍で不連続な変化をする．これを**吸収端**という．吸収端には，軌道電子の殻による名前がついており，それらを K 吸収端，L 吸収端，M 吸収端，等と呼ぶ．図2.4に鉛（Pb）に対する光電吸収の質量減弱係数を示す．

b. コンプトン効果に対する質量減弱係数：μ_{comp}/ρ

$$\frac{\mu_{\text{comp}}}{\rho} \propto \frac{Z N_{\text{A}}}{A_{\text{w}}} \frac{1}{h\nu} \tag{2.13}$$

である．ここで，ρ は密度，N_{A} はアボガドロ数，A_{w} は原子量である．いま，$Z N_{\text{A}}/A_{\text{w}}$ は物質によらずほぼ一定値であるので，コンプトン効果に対する質量減弱係数は物質によらずほぼ一定値をとる．

c. 電子対生成に対する質量減弱係数：μ_{pair}/ρ

$$\frac{\mu_{\text{pair}}}{\rho} \propto Z(h\nu-1.022) \tag{2.14}$$

である．電子対生成の質量減弱係数は Z に比例する．

全質量減弱係数 μ/ρ は，各相互作用に対する質量減弱係数の和，すなわち，$\mu/\rho=\sigma_{\text{coh}}/\rho+\mu_{\text{photo}}/\rho+\mu_{\text{comp}}/\rho+\mu_{\text{pair}}/\rho$ である．よって，全質量減弱係数の入射光子のエネルギー $h\nu$ および入射した物質の原子番号 Z 依存は複雑になる．

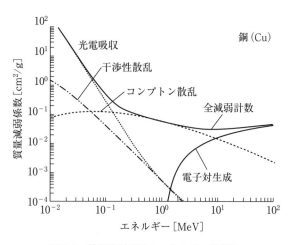

図2.5 質量減弱係数のエネルギー依存性

銅（Cu）に対する全質量減弱係数の入射光子のエネルギー $h\nu$ 依存性を図 2.5 に示す.

(3)　物質へのエネルギー付与

光子は物質中の原子を直接電離しないので，入射光子の物質へのエネルギー付与は，次の 2 過程を経て行われる.　まず，第 1 段階はエネルギー転移過程である.　これは，入射光子エネルギーの**二次電子**への転移過程である.　次に，第 2 段階としてエネルギー吸収過程である.　これは，二次電子エネルギーの物質への吸収過程である.　これら 2 過程を経て入射光子のエネルギーは物質に付与される.

a.　エネルギー転移

光子が物質に入射すると，光子のエネルギーはまず二次電子に転移する.　この二次電子が初期にもっている運動エネルギーを**初期運動エネルギー**という.　また，**転移エネルギー** E_{tr} ともいう.　つまり

初期運動エネルギー ＝ 転移エネルギー E_{tr}

である.　エネルギー転移の割合は，入射光子のエネルギーが二次電子の初期運動エネルギーへの転移の割合であり

$$エネルギー転移の割合＝\frac{E_{tr}}{h\nu}$$

である.

線エネルギー転移係数 $\mu_{tr}\,[\mathrm{m^{-1}}]$ は，エネルギー転移の割合に線減弱係数を掛けたものであり

線エネルギー転移係数 $\mu_{tr}＝$（エネルギー転移の割合）×（線減弱係数 μ）

すなわち

$$\mu_{tr}＝\frac{E_{tr}}{h\nu}\mu \tag{2.15}$$

である.

質量エネルギー転移係数 $\mu_{tr}/\rho\,[\mathrm{m^2\,kg^{-1}}]$ はエネルギー転移の割合に質量減弱係数 μ/ρ を掛けたものであり

質量エネルギー転移係数

$\mu_{tr}/\rho＝$（エネルギー転移の割合）×（質量線減弱係数 μ/ρ）

すなわち

$$\frac{\mu_{tr}}{\rho} = \frac{E_{tr}}{h\nu} \frac{\mu}{\rho} \tag{2.16}$$

である.

b. エネルギー吸収

　入射光子のエネルギーは，物質中で二次電子に転移され，二次電子の初期運動エネルギーとなる．二次電子は物質中を運動するが，荷電粒子であるので一部のエネルギーは制動 X 線となり物質外に出る．よって，物質が吸収するエネルギー E_{abs} は，転移エネルギーから制動 X 線によって放出されたエネルギーを引いたものとなる．よって，二次電子が制動 X 線を放出する確率を g とすると，物質が吸収するエネルギー E_{abs} は

$$E_{abs} = E_{tr}(1-g) \tag{2.17}$$

となる．物質が入射光子のエネルギーを吸収する割合は，入射光子のエネルギーに対する吸収エネルギーの割合であり

$$エネルギー吸収の割合 = \frac{E_{abs}}{h\nu}$$

となる.

　線エネルギー吸収係数 μ_{en} は，エネルギー吸収の割合に線減弱係数 μ を掛けたものであり

　線エネルギー吸収係数

$$\mu_{en} = (エネルギー吸収の割合) \times (線減弱係数 \mu)$$

$$\mu_{en} = \frac{E_{abs}}{h\nu} \mu = (1-g) \mu_{tr} \tag{2.18}$$

である.

　質量エネルギー吸収係数 μ_{en}/ρ は，エネルギー吸収の割合に質量減弱係数 μ/ρ を掛けたものであり

　質量エネルギー吸収係数:

$$\mu_{en}/\rho = (エネルギー吸収の割合) \times (質量線減弱係数 \mu/\rho)$$

$$\frac{\mu_{en}}{\rho} = \frac{E_{abs}}{h\nu} \frac{\mu}{\rho} = (1-g) \frac{\mu_{tr}}{\rho} \tag{2.19}$$

である.

2.2 電　　子

　電子と物質の相互作用は負電荷をもつ電子と原子の軌道電子あるいは原子核とのクーロン相互作用である.

2.2.1 衝突損失

　電子線が物質に入射すると，物質中の原子の殻外電子とクーロン相互作用をし，弾性散乱または非弾性散乱をする．非弾性散乱をする場合，入射電子は原子を**電離**（ionization）および**励起**（excitation）して（図 2.6），自身のエネルギーを損失する．このエネルギー損失を衝突損失（collision loss）という．単位通過距離当たりの衝突損失エネルギーを**線衝突阻止能** S_{col} といい

$$S_{col} = -\left(\frac{dE}{dx}\right)_{col} \tag{2.20}$$

と表す．なお，**質量衝突阻止能**は ρ を密度として

$$\left(\frac{S}{\rho}\right)_{col}$$

で表す．質量衝突阻止能は以下の**ベーテの式**

$$\left(\frac{S}{\rho}\right)_{col} = \left(\frac{1}{4\pi\,\varepsilon_0}\right)^2 \left(\frac{2\pi\,e^4}{m_0\,v^2}\right) \left(\frac{Z\,N_A}{A_w}\right) \left(\log_e \frac{m_0\,v^2\,E}{2I^2(1-\beta^2)} \cdots -\delta\right) \tag{2.21}$$

で表される．原子番号依存性は

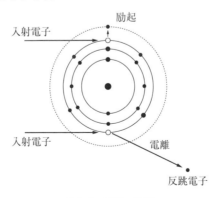

図 2.6　電離・励起

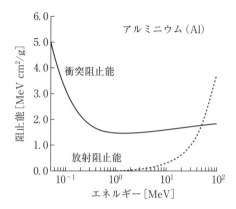

図2.7　電子の衝突阻止能のエネルギー依存性

$$\left(\frac{S}{\rho}\right)_{\text{col}} \propto \left(\frac{Z\,N_{\text{A}}}{A_{\text{W}}}\right) \tag{2.22}$$

となる．ここで

$$\left(\frac{Z\,N_{\text{A}}}{A_{\text{W}}}\right)$$

は物質の電子密度であり，物質によってほとんど変わらない．よって，質量衝突阻止能は物質によらない．

　　エネルギー依存性は

$$\left(\frac{S}{\rho}\right)_{\text{col}} \propto \left(\frac{1}{v^2}\right) \tag{2.23}$$

となり，質量衝突阻止能は速度の2乗に反比例する．ベーテの式における右辺の最後の項 δ は物質の密度に関係する項である．これは，入射電子線による（原子の）分極効果によるものであり，物質の密度が大きいと δ は大となり，$(S/\rho)_{\text{col}}$ は小さくなる．逆に密度が小さいと δ は小となり $(S/\rho)_{\text{col}}$ は大きくなる．これは，高エネルギー（>1 MeV）で顕著となる．この物質の密度による効果を密度効果という．図2.7に，アルミニウム（Al）における入射電子エネルギーに対する質量衝突阻止能を示した．

2.2.2　放射損失

入射電子の単位通過距離当たりの放射損失エネルギーは，**線放射阻止能** S_{rad} といわれ

$$S_{rad} = -\left(\frac{dE}{dx}\right)_{rad} \tag{2.24}$$

と表す．また，**質量放射阻止能**は ρ を密度として

$$\left(\frac{S}{\rho}\right)_{rad}$$

と表す．質量放射阻止能は以下の**ベーテ・ハイトラーの式**

$$\left(\frac{S}{\rho}\right)_{rad} = k(E + m_0 c^2)\left(\frac{Z^2 N_A}{A_W}\right)\left(\log_e \frac{2(E + m_0 c^2)}{m_0 c^2} - \frac{1}{3}\right) \tag{2.25}$$

で表される．この式より，原子番号依存性は

$$\left(\frac{S}{\rho}\right)_{rad} \propto \left(\frac{Z}{2}\right) \tag{2.26}$$

となり，質量放射阻止能は原子番号に比例する．アルミニウム（Al）における入射電子エネルギーに対する質量放射阻止能を図2.7に示す．

2.2.3　飛　　　程

入射電子線が物質に入射してから停止するまで進行する走行距離の総和を飛程という．

電子の飛程 R は以下の式で表される．

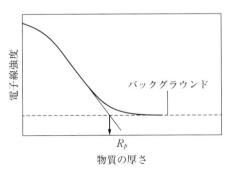

図2.8　電子線の実用飛程（外挿飛程）

$$R=\int_0^R \frac{1}{S}\,dx=\int_E^0 \frac{1}{\dfrac{dE}{dx}}\,dE \tag{2.27}$$

電子は質量が小さいので，多重散乱による飛程のばらつきがある．このため，物質に入射したとき到達する深さは，上式で得られた値 R よりも小さくなる．このため，実際には**実用飛程** R_p が用いられる．図2.8に実用飛程の求め方を示した．

2.2.4　チェレンコフ放射

電子（荷電粒子）が誘電体（絶縁体）に入射すると，誘電体中を通過する際，負電荷である入射電子が原子内における正電荷である原子核を引き寄せ，逆に負電荷である軌道電子を遠ざける．こうして，原子における正電荷の中心と負電荷の中心位置がずれる．これを原子の**分極**という．電子が通過後，分極はなくなり原子における正電荷の中心と負電荷の中心位置が元に戻る．そのとき，正電荷と負電荷が移動するので，それに伴い光を発生する．この光を**チェレンコフ光**といい，このことをチェレンコフ効果という．チェレンコフ効果が起こる条件は

$$n\beta \geq 1 \tag{2.28}$$

である．ここで，n は物質の屈折率，$\beta\,(=v/c)$，v は電子の速度，c は光速である．

2.3　荷 電 粒 子

電子以外の荷電粒子（重荷電粒子）と物質との相互作用は，電子と物質の相互作用と同じくクーロン相互作用である．電子の場合との違いは，それらの質量の差である．たとえば，陽子と電子では約2000倍の差がある．

2.3.1　衝 突 損 失

入射荷電粒子は，物質中の原子を電離および励起し，それ自身はエネルギーを失う．このエネルギー損失を衝突損失という．単位入射重荷電粒子が，単位

長さ当たりに失うエネルギーを**線阻止能**という．線阻止能を密度 ρ で割った，**質量衝突阻止能**は以下のベーテの式

$$\left(\frac{S}{\rho}\right)_{\mathrm{col}} = \frac{1}{\rho}\left(\frac{dE}{dx}\right) = \left(\frac{1}{4\pi\,\varepsilon_0}\right)^2\left(\frac{4\pi\,z^2\,e^4}{m_0\,v^2}\right)\left(\frac{Z\,N_{\mathrm{A}}}{A_{\mathrm{W}}}\right)\left(\log_e\frac{2m_0\,v^2\,E}{I^2(1-\beta^2)}\cdots-\frac{\delta}{2}\right)$$

(2.29)

で表される．この式から，質量衝突阻止能の入射荷電粒子の速度および，電荷依存性，また，入射粒子の質量，およびエネルギー依存性は，それぞれ

$$\left(\frac{S}{\rho}\right)_{\mathrm{col}} = \frac{1}{\rho}\left(\frac{dE}{dx}\right) \propto \left(\frac{z^2}{v^2}\right)$$

(2.30)

$$\left(\frac{S}{\rho}\right)_{\mathrm{col}} = \frac{1}{\rho}\left(\frac{dE}{dx}\right) \propto \left(\frac{mz^2}{E}\right)$$

(2.31)

となる．このように，質量衝突阻止能は電荷の 2 乗に比例し，速度の 2 乗に反比例する．また，エネルギーに反比例する．なお，質量衝突阻止能は物質による差がない．

2.3.2 飛　　程

重荷電粒子が，物質に入射してから停止するまでに進行した距離の総和を飛程（**最大飛程**）という．また，透過する重荷電粒子の数が半分になる深さを**平均飛程**という．さらに，透過率曲線を外挿して透過率 0 になった深さを**外挿飛程**，または**実用飛程**という．

平均飛程は以下の式で求められる．

$$R = \int_0^R \frac{1}{S}\,dx = \int_E^0 \frac{1}{\dfrac{dE}{dx}}\,dE$$

(2.32)

これにベーテの式に代入すると

$$R \propto \left(\frac{E^2}{m\,z^2}\right)$$

(2.33)

あるいは

$$R \propto \left(\frac{m\,v^4}{z^2}\right)$$

(2.34)

が得られる．よって，飛程は電荷の 2 乗に反比例し，エネルギーの 2 乗に比例

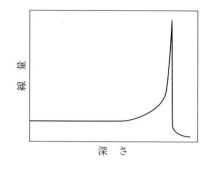

図 2.9　深部線量分布

する．また，速度の 4 乗に比例する．

2.3.3　ブラッグ曲線

　荷電粒子が物質に入射すると，物質中の原子を電離・励起しながらエネルギーを失う．電離の量（比電離）は，荷電粒子のエネルギーあるいは速度に反比例するので，荷電粒子が物質中で停止する寸前（飛程近傍）で最大となる．つまり，**比電離**は飛程近傍で最大（ピーク）となる（図 2.9）．このピークを**ブラッグピーク**といい，荷電粒子の物質深さに対する比電離曲線をブラッグ曲線（ブラッグカーブ）という．

(1)　フラグメンテーションテール

　入射荷電粒子は物質中の原子核に衝突し，その原子核を破砕する．これを**核破砕反応**といい，この反応によって生じる原子核の破片を破砕片（フラグメント）という．この破砕片は飛程よりも深く物質中に入る．これを比電離曲線でみると，飛程よりも深い部分に尾を引いているように見える（図 2.9）ことから，フラグメンテーションテールという．

2.4　中　性　子

　中性子には電荷がない．そのため，中性子と物質の主な相互作用は，荷電粒子のそれとは異なる点がある．また，中性子は原子核を構成する核子であるので，原子核に吸収されやすい点も他の放射線とは異なる．

2.4.1 　エネルギーによる分類

中性子は運動エネルギーによって分類され，エネルギーの低い方から，**熱中性子**（エネルギー：～0.5 eV），**熱外中性子**（エネルギー：0.5 eV～100 keV），**高速中性子**（エネルギー：100 keV 以上）と呼ばれる．

熱平衡状態にある中性子は熱中性子といい，熱中性子の速度分布は**マクスウェル分布**である．熱中性子の速度の最確値は以下の式で表される．

$$v_0 = \left(\frac{2kT}{m}\right)^{1/2} \tag{2.35}$$

ここで，m は中性子の質量，k はボルツマン定数，T は温度である．この式より，温度が室温（$T=300$ K）のとき熱中性子の速度は $v_0 = 2200$ m/s となる．また，そのときの運動エネルギーは約 0.025 eV（25 meV）である．

2.4.2 　相 互 作 用

中性子には電荷がないので，原子の電子や原子核との電気的な相互作用はない．中性子と物質の主な相互作用は，弾性散乱，非弾性散乱，および共鳴散乱である．

（1）　弾性散乱

中性子が原子核に衝突し散乱する際，散乱の前後で運動エネルギーが保存される散乱のことを**弾性散乱**という．弾性散乱後，中性子から原子核へ移行するエネルギー E_A は，静止している原子核に衝突する場合（図 2.10）

$$E_A = \frac{4M\,m}{(M+m)^2} E_0 \cos^2\theta = \frac{4A}{(A+1)^2} E_0 \cos^2\theta \tag{2.36}$$

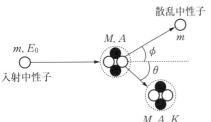

図 2.10　中性子の弾性散乱

となる. ここで, M は原子核の質量, m は中性子の質量, A は原子核の原子量, E_0 は中性子の入射エネルギー, θ は入射角度である. いま, 中性子が陽子と衝突した場合を考える. 上式より, $A=1$ (陽子) で, $\theta=0$ (反跳角＝0°) のとき, $E_A=E_0$ となる. つまり, 入射中性子のエネルギーがすべて陽子に移行される.

(2)　非弾性散乱

中性子が原子核に衝突したとき, そのエネルギーの一部が原子核に吸収され, 原子核が励起する. これを**非弾性散乱**という.

高速中性子においては, この非弾性散乱により (n, γ), (n, p), (n, α) などの核反応を起こすこともある. また, 10 MeV 以上の高速中性子においては, 上の核反応に加えて, (n, 2n), (n, np), (n, 2p) などの反応も起こることがある.

a.　中性子捕獲

中性子が原子核に捕獲されることを中性子捕獲という. 中性子捕獲では, 原子核は中性子を捕獲後, 複合核を形成し元の原子核のエネルギーよりも高い状

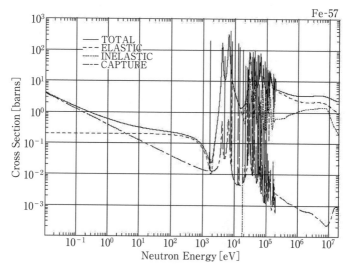

図2.11　中性子の各相互作用の断面積
(https://wwwndc.jaea.go.jp/j33fig/jpeg/fe057_f1.jpg から引用)

態（励起状態）になる．その後γ線を放出して基底状態となり安定になる．なお，中性子捕獲を（n, γ）反応ともいう．

　弾性散乱断面積あるいは非弾性散乱に対する断面積はエネルギーによらずほぼ一定の値であるが，吸収断面積は中性子の速度 v に反比例する．これを $1/v$ 法則という（図2.11）．

b. 共鳴吸収

　中性子の速度が速くなると，断面積にいくつかのピークが表れる．これは，中性子のエネルギーと複合核の励起エネルギーが等しくなることに起因している．このとき，中性子の吸収が大きくなる．これを原子核による中性子の共鳴吸収という（図2.11）．

演習問題

2.1 重荷電粒子で誤っているのはどれか．
1. 水中を直線的に進む．
2. 放射損失は無視できる．
3. 電離は飛程の終端部で急激に増大する．
4. 衝突損失は運動エネルギーに比例する．
5. 衝突損失は粒子の電荷の2乗に比例する．

2.2 線エネルギー転移係数 μ_{tr} を用いて線エネルギー吸収係数を表すとき，正しいのはどれか．ただし，相互作用で動き出した二次電子の運動エネルギーのうち制動放射で失うエネルギーの割合を g とする．
1. $(1-g)^2\mu_{tr}$
2. $(1-g^2)\mu_{tr}$
3. $(1-g)\mu_{tr}$
4. $g\,\mu_{tr}$
5. $(1+g^2)\mu_{tr}$

2.3 鉛の1/10価層が $0.203\,cm$ の単一エネルギー光子の質量減弱係数 $[cm^2/g]$ はどれか．ただし，鉛の密度を $11.3\,g/cm^3$，$\log_e 10 = 2.3$ とする．
1. 0.02　　2. 0.50　　3. 1.00　　4. 2.00　　5. 1.28×10^2

〈参考文献〉

1) 納冨昭弘編：放射線計測学，国際文献社，2016
2) 福士政広編：放射線計測学，メジカルビュー社，2015
3) 小出昭一郎：物理学（三訂版），裳華房，1997
4) 西臺武弘：放射線医学物理学 第3版増補，文光堂，2011
5) 西臺武弘：放射線線量測定学，文光堂，2014
6) 田代勝義：放射線物理学（遠藤真広・西臺武弘共編），オーム社，2006
7) 菊池健：原子物理学 増補版，共立出版，1979
8) 鬼塚昌彦，椎山謙一，阿部慎司，長谷川智之，澤田晃，齋藤秀敏，伊達広行：
   放射線物理学（診療放射線基礎テキストシリーズ），共立出版，2019
9) JENDL-3.3（核データライブラリ）

   K. Shibata, T. Kawano, T. Nakagawa, O. Iwamoto, J. Katakura, T. Fukahori, S. Chiba, A. Hasegawa, T. Murata, H. Matsunobu, T. Ohsawa, Y. Nakajima, T. Yoshida, A. Zukeran, M. Kawai, M. Baba, M. Ishikawa, T. Asami, T. Watanabe, Y. Watanabe, M. Igashira, N. Yamamuro, H. Kitazawa, N. Yamano and H. Takano : "Japanese Evaluated Nuclear Data Library Version 3 Revision-3 : JENDL-3.3," J. Nucl. Sci. Technol. 39, 1125 (2002).

3 放射線計測

電離放射線を検出し，またはその量を計測するためには，放射線場の量を直接計測できる量に変換する必要がある．この章では放射線検出器をその動作原理から分類し，それぞれの検出原理を解説する．

3.1 放射線測定器の概要

3.1.1 放射線測定の基本概念

放射線を測定しようとして測定器を選択する場合，一番重要なことは，測定の対象となる放射線種は何か，求めようとしている放射線の量は何なのかをまず明確にすることである．次に，その量と検出信号との比例性や，測定を行うために要求される検出器の応答特性等を踏まえて測定の目的に適した測定器を選択することが大事である．

電離放射線の物質へのエネルギー付与は電離・励起作用に基づいている．放射線を検出するということは，空間を飛び交う放射線粒子の少なくとも1個のエネルギーが検出器に付与され，その結果として生じた現象を検出器の応答信号として出力するということである．応答信号の形態としては，電離電荷量，蛍光体の発光量，化学反応量，発熱量，飛跡などが挙げられる．測定装置はその得られた信号を測定目的に必要な形に変換する働きをする．したがって，放射線測定器の原理を理解するためには，放射線検出の原理と測定装置の原理に分けて考えることが重要である．

　電離を利用した検出器は，気体の電離を利用した検出器と固体の電離を利用した検出器に分類される．前者の代表的な検出器には**電離箱**（ionization chamber），**比例計数管**（proportional counter），**GM 計数管**（Geiger-Mueller counter）が挙げられる．一方，後者の代表的な測定器として半導体検出器（semiconductor diode detector）がある．

　発光を利用した検出器は，放射線検出と同時に発光した光量をリアルタイムに検出信号として出力する**シンチレーション検出器**（scintillation detector）と，放射線照射によって形成された潜在的エネルギー吸収情報を放射線照射後に何らかの刺激（紫外線や熱など）を与えることで発光させ，その光量を検出信号として出力する測定器に分類される．その他にも多様な放射線検出法があるが，それぞれの検出原理の詳細は次節以降で述べることにする．

　同じ検出器からの出力信号であっても，測定目的によって測定装置に用いられる信号変換のための動作回路は異なる．代表的な動作方式としては**パルス方式**と**平均値検出方式**に分類される．パルス方式の検出系では，検出器の個々の出力パルスは検出したおのおのの放射線粒子と1対1の対応がある．パルス方式の例としては GM 計数管を用いた計数装置がある．一方で，検出した放射線の量を積分してその平均値を測定装置の出力とする検出法を平均値検出方式という．この方式の代表例として電流出力方式の電離箱線量計がある．この場合，一定時間内に検出した放射線の平均粒子数や総数の情報を知ることができるが，個々の放射線に対する応答の識別はできない．

3.1.2　パルスの処理

　電離を利用した検出器では1個の放射線を捕捉したとき測定回路に電離電荷 Q が放出される．このとき回路に流れる瞬間的な電流 $I(t)$ を**パルス電流**（pulse current）と呼ぶ．パルス方式の放射線検出器の典型的な電子回路の概念図を図3.1に示す．

　入射放射線が検出器内で相互作用し付与したエネルギーはパルス電流に変換される．電流は前置増幅器に送られ，瞬間的な電流を電圧 ΔV に変換する．**前置増幅器**（pre-amplifier）の出力信号は**波形整形増幅器**（waveform shaping amplifier）に送られ，電荷 Q に比例した波高 V_{p} の出力パルス電圧に変換す

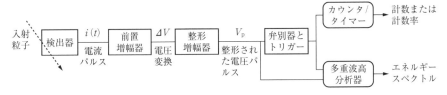

図3.1 検出器と電子回路の概略図（文献4），p.614 より）

る．V_p は Q に比例するので，入射放射線によって検出器に付与されたエネルギーと Q との比例性が成立している場合は，波高の異なる一連のパルス群の中から同じ高さのパルス群に分類することによって，入射放射線のエネルギー分析ができる．この目的に使用するものを**波高分析器**（pulse height analyzer：PHA）という．

波高分析器では，波形整形されたパルス電圧を**波高弁別器**（discriminator）で選別する．波高弁別器とは，ある決められたパルス波高（discrimination level）を超えたとき信号を出す回路をいう．波高弁別器には積分弁別器と微分弁別器がある．積分弁別器は，パルス波高があるしきい値以上のものをすべて選択する．微分弁別器はパルス波高が上限弁別値と下限弁別値の間にあるパルスのみを選択し，この目的に使用する分析器を**シングルチャネル波高分析器**（single-channel pulse height analyzer）という．シングルチャンネル波高弁別の原理を図 3.2 に示す．回路は下限弁別器 D_1 と上限弁別器 D_2 および反同時計数回路から構成される．D_1 の弁別電圧を V_1，D_2 の弁別電圧を V_2 に設定した場合，パルス波高値が $V_2 - V_1 = \Delta V$ の間にあるパルス波高が入力された場合だけ，反同時計数回路を通してパルスが出力される．こうして ΔV の電圧幅に入ったパルスだけを選別して**計数器**（counter）で数えることで，検出器で相互作用した放射線の個数を数えることができる．次に，ΔV を一定にして V_1 と V_2 を変化させていくと，種々のパルス波高を分類して計数することができ，波高分析が可能となる．V_1 を**レベル電圧**（level voltage），ΔV を**ウィンドウ幅**（window width）または**チャネル幅**（channel width）と呼ぶ．

一方で，**多重波高分析器**（multi-channel analyzer，MCA）は，一定の期間内に次々と送られてくるパルスの波高を調べ，それぞれのパルス波高に対応するチャネルのメモリに計数を記録していく．したがって，チャネル番号ごとに

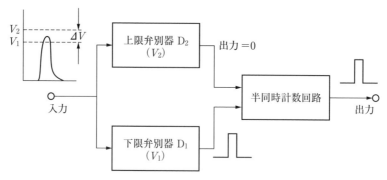

図 3.2　波高分析の原理（文献3），p.229 より）

計数されたパルス数の**ヒストグラム**（histogram）を得ることができる．チャネル番号は個々の放射線によって検出器に付与されたエネルギーに対応している．こうして測定したヒストグラムから，入射放射線のスペクトルを知ることができ，このような測定を**スペクトル分析**（spectrum analysis）と呼ぶ．

3.1.3　分 解 時 間

　パルス方式の検出器で2つのパルスが分離したパルスとして記録されるためには，最初のパルスを計数してから次のパルスを計数するまでに必要な最小の時間が必要となる．この計数に必要な最小の時間を計数装置の**分解時間**（resolving time）と呼ぶ．この分解時間を τ [s]，真の計数率を n_0 [cps]，計数器の数えた計数率を n [cps] とし，放射線が一定の時間間隔で入射したとするとき，1秒間の数え落とし数は $n\,n_0\,\tau$ であるから，数え落としがない場合の真の計数率 n_0 は

$$n_0 = \frac{n}{1-n\tau} \tag{3.1}$$

で与えられる．したがって，数え落としの割合は $n\tau$ となり，理論上の最大計数率は $1/\tau$ [cps] となる．しかし，計数率が非常に大きくなると波高弁別器を超えないパルスが増えすぎて，逆に計数器はほとんど動作しなくなる．このような現象を**窒息現象**という．

　この数え落としを利用した分解時間の測定法に，**2 線源法**（two source

method）と呼ばれる方法がある．2線源法では，線源1と線源2の2種類の
放射線源を用意する．バックグランド計数率が n_b [cps] の位置に線源1だけを
おいて計数したとき，n_1 [cps]，同じ位置に線源2だけをおいて計数したとき
n_2 [cps]，2つの線源を同時において計数したとき n_{12} [cps] が得られたとする．
それぞれの真の計数率を N_1，N_2，N_{12}，N_b とすると

$$N_1 + N_2 = N_{12} + N_b \tag{3.2}$$

であるから

$$\frac{n_1}{1 - n_1 \tau} + \frac{n_2}{1 - n_2 \tau} = \frac{n_{12}}{1 - n_{12} \tau} + \frac{n_b}{1 - n_b \tau} \tag{3.3}$$

バックグランド計数率は十分小さいと考えて，次の近似を用いる．

$$\frac{n_b}{1 - n_b \tau} \approx n_b, \quad \frac{n}{1 - n\tau} \approx n(1 + n\tau)$$

このとき，測定器の分解時間 τ は次式で求めることができる．

$$\tau = \frac{n_1 + n_2 - n_{12} - n_b}{n_{12}^2 - n_1^2 - n_2^2} \tag{3.4}$$

3.2 気体の電離現象を利用した検出器

3.2.1 印加電圧と収集イオン対数

　気体の電離を利用した検出器の検出部の概念図を図3.3に示す．電離放射線
が検出部に入射すると，気体分子との相互作用の結果，直接的または間接的に
気体分子・原子が電離し，陽イオンと電子の対（イオン対）が生成される．入
射放射線が電子線などの荷電粒子であれば，入射放射線の飛跡に沿ったイオン
対の群が形成される．この電離を**一次電離**という．また，光子などの非荷電粒
子の場合は，相互作用の結果生じた2次荷電粒子（たとえば光子の場合はコン
プトン反跳電子や光電子など）が気体を電離することで，イオン対の群が形成
される．これらのイオン対を収集するために，検出部の外壁に対して中心電極
が正になるように，外壁と中心電極の間に電圧を加える．この電圧を**印加電圧**
（**収集電圧**）と呼ぶ．外壁に対して中心電極の電位は正であるから，電子は中
心電極に引き寄せられ，電子が外れて正イオンとなった原子は壁に引き寄せら
れる．このとき，印加電圧を変化させながら電極に収集されるイオン対数の変

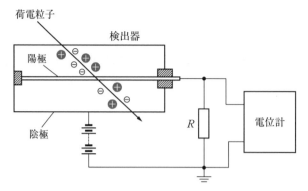

図3.3 気体の電離を利用した検出器

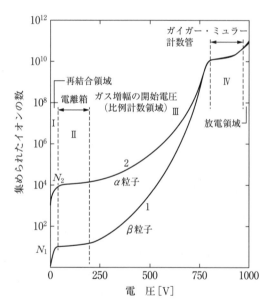

図3.4 印加電圧に対するパルス波高値（文献2），p.47より）

化を調べると，図3.4のように4つの領域に分類される.

　領域Ⅰは印加電圧が低すぎるために，生成電荷が集電極に到達するまでに**再結合**（recombination）により消失している領域であり，一般に放射線検出器として使用することはできない．この領域は**再結合領域**（recombination region）と呼ばれる．印加電圧を徐々に上げていくと，集電極間の電界強度が大きくなる．電界強度が大きくなると，イオンの電極への流動速度が速くなり，結果として再結合で消滅する電荷が減ることで，集電極で集められる電荷の割合が増大していく．

領域 II は，再結合による電荷の消失がほとんど無視できるほど十分に印加電圧が加えられている領域である．したがって，この領域では生成したイオン対のほぼすべてが収集されていると考えてよい．この領域は**電離箱領域**（ionization chamber region）と呼ばれる．図 3.4 は荷電粒子である α 線と β 線について示しているが，α 線は β 線より比電離が著しく大きく飛程が短いため，一次電離により生成される電荷が β 線に比べて多い．

領域 III では，印加電圧を上げることで電極間の電界強度が大きくなるため，一次電離によって生じた電子が電極に到達するまでに加速されて，他の気体分子を衝突電離（二次電離）する．この二次電離過程で発生した電子も電界で加速され他の気体原子をさらに電離していく．この電離過程は**タウンゼント型電子なだれ**（Townsend avalache）と呼ばれ，こうして電極で収集される電荷はねずみ算式に増加する．この現象を**ガス増幅**（gas multiplication）と呼ぶ．増倍率 M は印加電圧のみの関数となるので，出力パルスの大きさは一次電離の量に比例し，入射放射線のエネルギーを弁別することが可能である．この領域は**比例計数管領域**（proportional counting region）と呼ばれる．

比例領域からさらに印加電圧を増加していくと，一次電離量と出力パルスとの比例性が徐々に失われる．この遷移領域は**制限比例領域**（limited proportionality region）または**境界領域**と呼ばれ，通常測定器の動作範囲としては利用しない．

領域 IV は，印加電圧をさらに大きくしたため，電界強度が非常に大きくなり，ガス増幅作用が電界制御不可能な電子なだれ状態となって，収集される電荷量が一次電離とは無関係となる領域である．この領域は **GM 計数管領域**（Geiger-Mueller region）と呼ばれ，α 線，β 線などの荷電粒子の種類やエネルギーに無関係に，1 個の放射線の入射により 1 個のパルスが生じる．したがって GM 計数領域では放射線の種類やエネルギーの区別はできない．

この領域を超える印加電圧では，**持続放電領域**となり，放射線のパルスを取

り出すことができなくなる.

3.2.2　電荷移動度

　気体中のイオンあるいは電子は，空間中で熱運動を行っているが，その空間に外部電界が加えられた場合，電界による静電力により力を受けてそれぞれの**流動速度**（drift velocity）で移動を始める. 陽イオンは電界の方向に，陰イオンと電子は電界の向きと逆方向に移動する. 気体の圧力 p のもとで，電界 E が加えられた場合，気体中のイオンの流動速度 v は次式で予測できる.

$$v = \mu \frac{E}{p} \tag{3.5}$$

μ は**移動度**（mobility）と呼ばれ，E や p に関係しない定数である. また，陽イオンと陰イオンでは μ の値はほぼ同じと考えてよい. たとえば，1気圧，電界 10^4 V/m の場合のイオンの流動速度は約1 m/s とかなりゆっくりと移動する.

　一方で，自由電子は質量がイオンに比べて桁違いに小さいため，移動度の値はイオンの1000倍程度となる. たとえば，電極間隔を1 cm 程度と考え，電極間を移動する間に他の原子との衝突がないと仮定した場合，イオンの収集時間は数 ms 程度かかるのに対し，自由電子の収集時間は数 μs 程度となる.

3.2.3　電離箱線量計

(1)　自由空気電離箱

　電離箱線量計に用いられている測定装置の動作回路には，電離電荷の積算量または平均電離電流を検出して，**照射線量**（exposure）を測定する形式のものと，入射放射線の電離量をパルスとして検出して，放射線粒子数（計数率）を測定する形式のものがある. 前者は X, γ 線の測定に適しており，後者は α 粒子のような比電離の大きい重荷電粒子の測定に適している.

　自由空気電離箱（free-air ionization chamber）は，X, γ 線の照射線量の定義に従って測定できるように作られた直流電離箱で，照射線量の**標準測定器**として測定器の校正に用いられる. 図3.5に一般的な自由空気電離箱の断面図を示す. X線入射窓には壁はなく，電離箱内の空気は外部と自由に流通してい

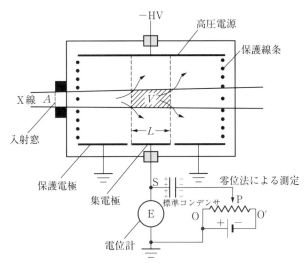

図 3.5 自由空気電離箱の構造と測定原理（文献 3），p.88 より）

る．入射窓から電離箱内に入射した光子は電離箱内の空気との相互作用により二次電子を発生させる．発生した二次電子は電離体積 V の中でイオン対を生成する．高電圧電極は通常，$10^3 \sim 10^4$ V/m 程度の電界強度となるような負電圧を印加して生成した陽イオンを収集する．電子は零電位に保たれている集電極に収集され，電位計でイオン対の運んだ電気量を測定する．

集電極の前後には接地された**保護電極**（guard electrode）があり集電極と同電位に保たれる．保護電極の外側には多数の**保護線条**（guard wire）と呼ばれる環状電極が配置されている．この保護電極と保護線条は電界分布を均等にすると同時に，電離体積内の電界を垂直にして，電離体積を明確にする役目を果たしている．さらに，保護電極は絶縁体（insulating material）に加わる電圧を少なくして漏れ電流を減少する働きをする．また，電離体積内では**荷電電子平衡**（charged-particle equilibrium, CPE）が成立している必要があるため，保護電極の長さおよび電離体積外縁から電極までの距離は二次電子の最大飛程以上にしなければならない．

図 3.5 に示すような自由空気電離箱では，電離体積 V が明確であり，かつ二次電子平衡が成立している場合，電離体積中の空気質量とこの体積中で生成

した電離電荷量が測定できれば，照射線量の絶対測定が可能となる．電離体積を $V\,[\mathrm{m^3}]$，空気の標準状態における密度を $\rho_0\,[\mathrm{kg\cdot m^{-3}}]$，測定時の大気圧と気温をそれぞれ $P\,[\mathrm{hPa}]$，$T\,[\mathrm{℃}]$ とすると，電離体積中の空気質量 $m\,[\mathrm{kg}]$ は次式で推定できる．

$$m = V\,\rho_0\Big(\frac{P}{1013}\,\frac{273.2}{273.2+T}\Big) \tag{3.6}$$

電離体積 $V\,[\mathrm{m^3}]$ は入射窓の断面積 $A\,[\mathrm{m^2}]$ と集電極の長さ $L\,[\mathrm{m}]$ が既知であれば，$V=AL$ で求めることができて，この AL を**実効電離体積**と呼ぶ．

　入射窓から電離体積までの空気による光子の減弱が無視できるとき，電極に収集される電荷の量を $\varDelta Q\,[\mathrm{C}]$ とすると，実効電離体積内の照射線量 X は

$$X = \frac{\varDelta Q}{m} = \frac{\varDelta Q}{AL\rho_0}\Big(\frac{1013}{P}\,\frac{273.2+T}{273.2}\Big)\quad[\mathrm{C\,kg^{-1}}] \tag{3.7}$$

として求めることができる．

　なお，電離箱の校正を $T_1\,[\mathrm{℃}]$，$P_1\,[\mathrm{hPa}]$ で行い，測定時，$T_2\,[\mathrm{℃}]$，$P_2\,[\mathrm{hPa}]$ で照射線量 $X_2\,[\mathrm{C\cdot kg^{-1}}]$ が得られたとすれば，真の照射線量 $X_1\,[\mathrm{C\cdot kg^{-1}}]$ は次式で表される．

$$X_1 = X_2\,\frac{P_1}{P_2}\cdot\frac{273.2+T_2}{273.2+T_1}\quad[\mathrm{C\,kg^{-1}}] \tag{3.8}$$

(2)　再結合損失

　電離箱線量計は実効電離体積中で生成したイオン対はガス増幅されることなく，かつ完全に収集しなければならない．印加電圧が低すぎると，再結合により生成電荷の一部が失われ，また印加電圧が高すぎるとガス増幅により収集電荷が増倍されるため，適切な印加電圧の設定が必要である．気体の電離に基づく**イオン再結合**（recombination）は**初期再結合**（**柱状再結合**，columnar recombination）と**一般再結合**（**体積再結合**，volume recombination）の2種類に分類される．初期再結合は荷電粒子の飛跡に沿って生成したイオン対が，その場で再結合する場合で，α 線や陽子線などの比電離の大きい高 LET 放射線で問題となるが，光子線や電子線ではほとんど考慮する必要はない．一方で，一般再結合は，電離容積内で生成したイオン対が両電極に移動する過程で起こる再結合をいい，高線量率照射の場合に特に問題となる．収集電圧を上げると電界強度が増すため，生成したイオン対が電極に到達するまでの時間が短くな

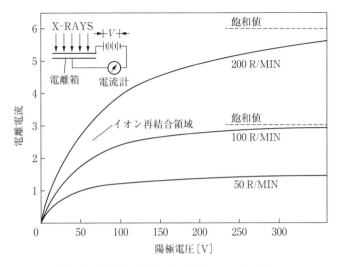

図 3.6　電離箱の飽和特性（文献 3），p.91 より）

り，気体中のイオンの平衡濃度を減らすので，体積再結合は起こりにくくなる．極板間電圧と電離電流の関係を図 3.6 に示す．図は高線量率になるほど，印加電圧を大きくしないと飽和電流が得られないことを示している．

(3)　空洞電離箱

　自由空気電離箱は照射線量の絶対測定が可能であるが，非常に大型となり日常の照射線量の測定には不便である．そこで，実用線量計としての電離箱には小型の**空洞電離箱**（cavity chamber）を用い，その指示値は**トレーサビリティ**を通じて**一次標準電離箱**で校正する．

　空洞電離箱の構造と原理を図 3.7 に示す．空洞電離箱はまた**円筒形，指頭形，ファーマ形**とも呼ばれる．外側は光子に対する**空気等価**（air equivalent）物質で壁を構成し，その内面には導電性皮膜を塗布して，イオン収集に十分な負の高電圧を印加する．一方，中心部には外壁と同様に空気等価でかつ導電性を有する細線状の集電極を設けており，**中心電極**と呼ばれる．中心電極は電位計に接続して電離電流を測定する．空洞電離箱の断面は円状のため，電離箱内の短軸方向に対する電界の分布が不均等となり，集電極近傍の電界強度は特に強くなる．また，集電極に流れる電流は nA〜pA 程度の微少電流であるから，

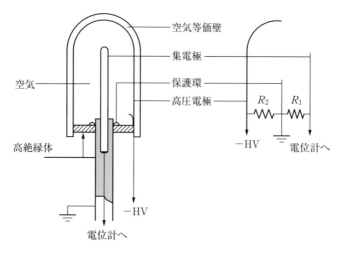

図3.7　空洞電離箱の構造と原理（文献3），p.95より）

絶縁体のわずかの漏れ電流が測定値に大きく影響してくる．そのため，集電極の周囲に**保護環**（guard ring）を設け，高電圧による漏洩電流の影響を防いでいる．

　空洞電離箱の壁を空気等価壁とした場合，壁で囲まれた電離領域内を通過する二次電子のフルエンスは**ファノの定理**（Fano's theorem）により空気等価壁の密度とは無関係となる．これは，光子により空気等価壁内の単位体積当たりに生じた二次電子数は，空気等価壁の密度に比例する一方で，これらの二次電子の壁内での衝突損失は壁の密度に比例し，したがって，二次電子の飛程は密度に反比例するためである．つまり空洞電離箱は自由空気電離箱の保護電極に相当する空気層を密度の大きな空気等価壁に置き換えることで，電離箱の寸法を縮小して荷電粒子平衡を成立させることができている．荷電粒子平衡を成立させるために必要な厚さを**平衡厚**（equilibrium thickness）といい，二次電子の最大飛程以上の壁厚が必要となる．空気等価壁としてはグラファイト，ルサイト，ポリスチレン，ベークライトなどがよく用いられている．

　空洞電離箱の壁の厚さは平衡厚以上でなければならないが，二次電子の最大飛程は光子エネルギーによって変化するため，光子エネルギーによって壁厚を変化させる必要がある．しかし，測定光子エネルギーに応じて壁厚を変化させ

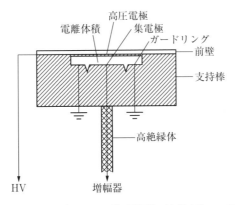

図3.8 平行平板形（シャロー形）電離箱（文献30），p.68より）

ることは実用的でないため，壁厚のエネルギー依存性を線質特性として表示する必要がある．また，空洞電離箱線量計を使用する場合は，測定する光子エネルギーに応じた校正定数を使用しなければならない．

(4) 平行平板形電離箱

高圧電源と集電極を平行平板形とし，両電極間距離をきわめて小さくした電離箱を**平行平板形（シャロー形，shallow type）電離箱**という．図3.8に平行平板形電離箱の構造を示す．この電離箱は前壁の薄いことが特徴であり，電子線や低エネルギー光子の放射線測定や物質表面・境界面の吸収線量測定などに利用される．

(5) グリッド電離箱

平行平板形電離箱の中でイオン対が生成されると，電子の移動時間よりも陽イオンの移動時間がはるかに長いので，電離箱をパルス方式として使用するには，計測時間が長くなり，時間分解能が著しく低下する．そこで，パルス方式の電離箱では陽イオンの電荷を回路で切り捨て，電子の運ぶ電荷のみを利用する方式が用いられる．このような電離箱を**パルス電離箱**（pulse ionization chamber）という．このとき，陽イオンの電荷を無視したために，出力パルスの波高がイオン対の発生位置により異なるという不都合が生じる．この対策として，電極間に**グリッド**（grid）と呼ばれる中間電極を設けたグリッド付きのパルス電離箱が用いられる．図3.9に**グリッド電離箱**（grid ionization cham-

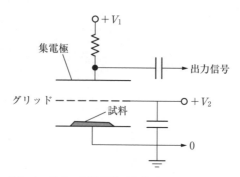

図3.9　グリッド電離箱（文献2），p.115より）

ber）の概要を示す．2つの電極の間にグリッドを設けて中間電圧をかけてある．α線などのような飛程の短い粒子を放出する試料を接地電極上に置くと，α線による電離は接地電極とグリッドの間で生成する．このとき，正イオンはグリッドと接地電極の間に留まっているので，集電極に電荷を誘導しない．電子はグリッドを通り抜けて集電極に達するため，グリッドが見かけ上の電子の発生源となり，イオン対の発生源とはまったく無関係に同一波高のパルスを取り出すことができる．出力パルスはα粒子のエネルギーに比例するため，波高分析することによってα線のエネルギーを計測することができる．

3.2.4　比例計数管

(1)　概　要

ガス増幅作用をもち，出力パルスの波高が荷電粒子エネルギーに比例する集電電圧領域で動作させる検出器を**比例計数管**という．この動作領域では電離箱と同様にパルス方式と平均値方式の両方の測定が可能であるが，ここではパルス方式の概要について説明する．比例計数管の特徴としては，電離箱より感度が良いこと，GM計数管と比較して分解時間が短く，また入射放射線のエネルギーに比例したパルス波高を得ることが可能なため，エネルギー分析ができることである．したがって，α線とβ線の分離測定や2π，4πガスフロー計数管として放射性物質の定量が可能である．また**BF$_3$計数管**として中性子の測定にも用いられる．

(2) ガス増幅作用

比例計数領域では，一次電離によって生じた電子は電極に移動するまでに中性の気体分子と次々に衝突してねずみ算的に二次電子を増殖することはすでに述べた．実は，二次電子の生成には紫外線の放出が伴うが，比例領域ではほとんどの二次電離は集電極の近傍で生成され，この領域の体積は一次電離が起こりうる全体積と比較して無視できる．したがって，GM領域とは異なり紫外線を媒介とした電子なだれの広がりは見られない．比例計数管に用いられる気体は，安定したガス増幅を得る必要がある．酸素や水蒸気，ハロゲンなどは**電子付着係数**（electron attachment coefficient）が大きいため避けなければならないので，PRガス（P-10ガス）と呼ばれる90%アルゴン＋10%メタンの混合ガスや95%ヘリウム＋4%イソブタンの混合ガスなどが用いられる．

(3) ガスフロー型比例計数管

比例計数管は計数管の中へゆっくりとガスを流しながら動作させる**ガスフロー計数管**（gas flow proportional counter）がよく用いられ，計数領域が半球状の2π型と全球状の4π型がある．どちらも放射性試料を直接計数管の中に入れて測定するため，低エネルギーβ線（^{3}H，^{14}C，^{63}Niなど）やα線の測定に適している．図3.10に2πガスフロー型比例計数管の構造，図3.11にβ線絶対測定用の4π型比例計数管の構造を示す．

比例計数管はパルス波高が入射放射線のエネルギーに比例するので，Ra-D-E-F線源のようなα線とβ線を放出する試料の測定では，α線とβ線を分離して測定することができる．ガスフロー型比例計数管の印加電圧と計数率

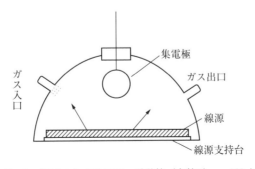

図3.10 2π（窓なし）ガスフロー計数管（文献2），p.162より）

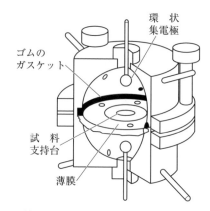

図3.11　β線絶対測定用 4π 計数管（文献2），p.165 より）

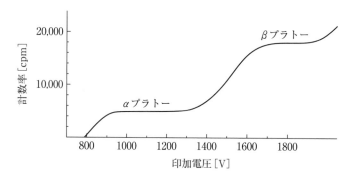

図3.12　ガスフロー計数管の印加電圧対計数率の関係
（NBS の Ra-D-E-F 線源使用）（文献2），p.161 より）

特性の例を図3.12に示す．印加電圧を大きくしていくと，最初は α 線のみが計数されている **αプラトー**（alpha plateau）と呼ばれる平坦部が現れ，さらに印加電圧を大きくしていくと，α 線と β 線のパルスがともに計数される **βプラトー**（beta plateau）が見られる．これは，比例計数管では一次電離に比例した出力パルスが得られるため，比電離が大きく飛程の短い α 線による出力パルスがまず低い電圧で現れる．この領域で β 線が計数されない理由は，β 線のエネルギーは連続スペクトルであること，また β 線の飛程は非常に長いので，すぐに壁にぶつかってしまい，エネルギーの一部しかイオン対の生成に寄与しないためである．印加電圧を上げると，ガス増幅率の増大とともに β 線

によるパルス波高も徐々に計数されるようになり，計数率はゆっくり増加していき，傾斜の緩やかな β プラトーを形成する．この領域では α 線と β 線の両方が計数されている．

(4) 中性子計測用比例計数管

中性子検出用としての比例計数管は重要である．比例計数管の電離気体として ${}^{10}B$ を含んだ三フッ化ホウ素（BF$_3$）ガスを充填したものを **BF$_3$ 比例計数管**（BF$_3$ proportional counter）と呼び，代表的な熱中性子計数管として使用される．${}^{10}B$ は熱中性子捕獲断面積が非常に大きく，${}^{10}B(n, \alpha){}^{7}Li$ 反応により放出された α と ${}^{7}Li$ 原子核の電離量を計測することで，十分大きな信号を得ることができるからである．${}^{10}B$ の同位体存在比は約 20% と低いので，同位体濃縮して使用する．

電離気体として ${}^{3}He$ ガスを充填し，${}^{3}He(n, p){}^{3}H$ を利用する **${}^{3}He$ 比例計数管** も熱中性子測定用の比例計数管として使用される．

中性子の測定には高レベルの γ 線が付随することが多いが，BF$_3$ 比例計数管のように熱中性子による荷電粒子放出反応を利用する計数管では，γ 線により生成する二次電子による電離に対して α 線や ${}^{7}Li$ 核の電離量が圧倒的に多いため，出力パルスの弁別で容易に γ 線による波高パルスを取り除くことができる．

3.2.5 GM 計数管

(1) 概 要

GM 計数管は構造が簡単で高い検出感度をもち，出力パルスも大きいので放射性試料測定や高感度サーベイメータとして放射線管理などに広く用いられている．**端窓型**（end window type）GM 計数管の構造とその接続を図 3.13 に示す．中心に細い芯線を張った筒に計数用の気体を 0.1 気圧程度充填している．内部に封入する気体は陰イオンを作りにくいヘリウム，ネオン，アルゴンなどの不活性気体を主体として放電消去のためのガスを少量混入している．放射線入射窓は β 線の吸収を少なくするためにマイカなどの薄い膜で作られている．

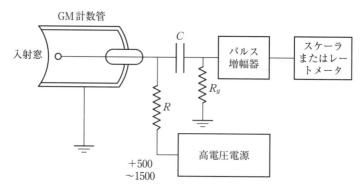

図 3.13 GM 計数管とその接続（文献 5），p.93 より）

(2) 消滅ガス（quench gas）

　放電消去用の気体を混入させる理由は次のとおりである．GM 計数管では中心電極付近で生成した陽イオンは，電子に比べて移動速度が極端に遅いため，電離気体中で生成した電子がすべて中心電極に到達しても陽イオンはなおその近傍にとどまり，**陽イオンのさや**と呼ばれる陽イオン群を形成する．この陽イオンのさやが電極に到達するまでは，電極間の電界強度が低下しているために，電子なだれは消滅し，GM 計数管としては動作しない．陽イオンのさやが徐々に陰極に移動するにつれて，極板間の電界強度は回復していき，陰極と接触した瞬間に陰極から放出される紫外線によって金属表面から光電子が放出され，これが再び電子なだれを引き起こす原因となる．この現象が次々と繰り返される持続放電により放射線の計数ができなくなるためである．

　持続放電を消滅するガスを**クエンチングガス**（quench gas）といい，アルコール，メタンなどの有機ガスを封入したものとハロゲンガス（塩素，臭素）を封入したものがある．アルコールなどの有機ガスはアルゴンなどの電離ガスと比べてイオン化エネルギーが小さいので，陽イオンは有機ガスとの電荷交換により電気的に中性となる．電荷交換により陽イオンとなった有機ガス分子は陰極に到達すると，アルコールの解離にエネルギーが使われるため，金属から光電子を放出しなくなるので，持続放電を消去することができる．このように，クエンチングガスに有機ガスを用いた場合は，計数とともに有機ガスが解離していくので，GM 計数管には寿命がある．一方，ハロゲンガスはクエンチ

ング作用で解離した後，再結合して中性分子に戻るので，GM 計数管の寿命は長くなる．ハロゲン消滅型は有機型と比較して動作電圧を低く設定できるが，プラトーが若干短く，傾斜が大きくなるという特徴がある．

(3) プラトー（plateau）

GM 計数管の印加電圧と計数率との関係の一例を図 3.14 に示す．ディスクリミネーションレベルを一定にして印加電圧を徐々に上げていくと，パルス波高がディスクリミネーションレベルを超えるまでは計数器は動作しない．印加電圧を上げていくと，パルス波高がディスクリミネーションレベルを超える V_s で計数が開始される．V_s からさらに電圧を上げていっても，V_t から V_u の領域では計数率はほとんど変化しない．この一定計数率の領域をプラトーといい，V_t を**始動電圧**と呼ぶ．印加電圧がプラトーの末端となる V_u を超えると，GM 計数管内は放電状態となり，計数率は急激に増す．

図 3.14 に示すようにプラトーは若干の傾斜を示し，GM 管の特性を示す重要な因子である．プラトーに傾斜ができる理由は，印加電圧が増すにつれて，管内の電界強度分布が変化するため放電有効体積が増すこと，消滅機構の動作不良により放射線が入射しないのに**偽パルス**が発生することなどが主な原因とされている．

プラトーの平均計数率を C [cpm]，プラトー全体の計数率の変化を

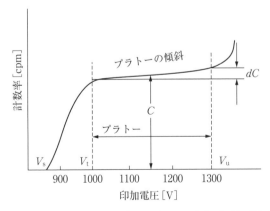

図 3.14 GM 計数管の計数特性（同一線源に対しての印加電圧と計数率との関係）（文献 5），p.96 より）

dC [cpm] とすると，プラトーの傾斜（%）は次式で定義される.

$$\frac{dC}{C}\times\frac{1}{V_{\mathrm{u}}-V_{\mathrm{t}}}\times100=\frac{dC}{CV}\times100\,\% \tag{3.9}$$

プラトーは傾斜が小さく，長いほど計数管としての性能は良いとされる. 集電電圧はできるだけ高くする方が，パルス波高が大きくなるが，有機ガス消滅型では印加電圧が高いと有機ガスの消費が大きく，寿命を短くするので，動作点としてはプラトーの下端より 1/3 程度とするのが望ましい.

3.3   半導体検出器

3.3.1   はじめに

シリコンバレーという言葉を聞いたことがあるだろうか. この名前は，黎明期の IT 企業がこぞってアメリカ西海岸の狭い地域に密集したことに由来する. コンピュータの部品には，すべてシリコンを原料とする半導体が使われていることから，そう名付けられたわけである. もちろん，スマホの中身にも半導体が使われているのはいうまでもない.

現在ではすっかり制御用のデバイスとしてのイメージが強い半導体は，実は，放射線検出器としても大変有用で，半導体の発見当初から，放射線検出器としての使用が始まっている. この節では，しばしば固体電離箱[6]とも形容される半導体検出器の放射線検出の原理と計測への応用について述べることにする.

3.3.2   基 本 原 理

半導体検出器は，しばしば固体電離箱と例えられる. 電離箱の章で学習した，気体に起こる放射線と物質の相互作用とそれに引き続く信号生成の仕組みが大変似ているからである. ここでは，少し物理の知識を使って半導体の放射線検出器としての仕組みをみることにしよう. きちんとした理解には，量子力学の知識が必要であるが，ここでは直感的な説明で代用することにする.

(1)   エネルギーバンド

大学での学生実験や，秋葉原のパーツショップで見たことがある人も多いだ

ろうが，半導体は主にケイ素などを原料とする固体である．ケイ素は岩石の主成分でもあるので，しばしば半導体のことを「石（いし）」と形容することもある．

　半導体をミクロにみると，ケイ素などの原子が 0.2～0.3 ナノメートルおきに規則正しく並んだ規則的な結晶構造をもって配列している．この中を電子が通り抜けることを考えてみよう．このようなミクロな領域と日常レベルのエネルギーでは，電子は粒というよりは，量子力学に従って波動関数が確率振幅を与える波のような存在と見なした方がよい．すると，あるエネルギー付近の電子集団の波動関数は，結晶格子の中をすり抜ける際に，うなりのように波束をつくり，それが粒子のように見なせる．このとき，この粒子は，実際の電子とは少し違った有効質量をもつ粒子のように見なすことができる[7]．

　このときに重要なのは，この有効質量をもつ粒子が取ることのできるエネルギーが，あるエネルギー領域に限られることである．それ以外の領域は，禁止帯と呼ばれ，電子はその領域のエネルギーをとることができない．このことを簡単に書き表すために，図 3.15 のような絵を使うことがある．

　図 3.15 では，縦軸に電子のエネルギーをとり，横軸は空間方向を表しているがあまり深い意味はない．この図の右側に描いたのは，絶縁体のバンド構造で，励起された電子が所属する伝導帯と，基底状態にある電子が所属する価電子帯の間に，5 eV 以上の**バンドギャップ**がある．それに対して，これから取

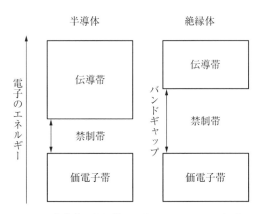

図 3.15　半導体と絶縁体のエネルギーバンドの概念図

り扱おうという半導体は，このバンドギャップが1eV程度と大変小さい．小さいが，まだ離れているというのが半導体である．

　量子力学的な描像では，古典的な状態のように電子は一定不変のエネルギーをもっているとは考えない．代わりに，エネルギーはある確率分布の元で決まっており，時間が経つと，その瞬間瞬間にその確率分布のもとでエネルギーが揺らぐと考える．たとえば，固体中のエネルギーの分布は，統計力学で決まるフェルミ分布に従うことが知られており，特に温度が高いときにはボルツマン分布として近似できることが知られている[8]．この様子をグラフにしたものが

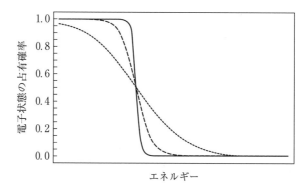

図3.16　3種類の温度に対するフェルミ分布（温度が一番低い状態が実線．温度の一番高い状態が点線．）

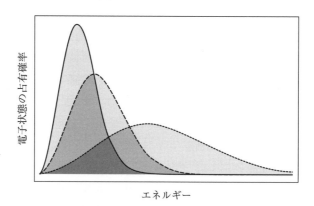

図3.17　3種類の温度に対するボルツマン分布（温度が一番低い状態が実線．温度の一番高い状態が点線．）

図 3.16 と図 3.17 である．電子の占有確率がちょうど 50％になるエネルギー
をフェルミ準位と呼んでいる．

そのため，平均値としてはバンドギャップよりも電子のエネルギーが小さか
ったとしても，差が小さいと，ある瞬間に偶然バンドギャップを乗り越えられ
る電子も出現する．真性半導体くらいだと，熱エネルギーで，少量の電子が伝
導体に励起され，また価電子帯に光やフォノンという形でエネルギーを解放し
て価電子帯に戻ってくるということを繰り返している．ところが，絶縁体くら
いにバンドギャップが大きくなってくると，エネルギー差が大きいので偶然乗
り越えられるものはほとんどいなくなる．つまり絶縁体においては，伝導体に
はキャリアはないと考えても差し支えない．ちなみに，我々がものを触ったと
きに，冷たいと感じるのは体の熱が奪われたからであり，反対に冷たくないと
感じるのは，熱が触ったものに移動しないときである．絶縁体は，熱エネルギ
ーを運ぶ自由電子がないので，触っても冷たくない物質が多い．

(2) 半導体における電離（電子と正孔）

中学生の時に，中性の原子が，電子と正イオンに分かれることを習ったこと
を思い出そう．元々は 1 つの原子の中に，負の電荷をもった電子と，正の電荷
をもった陽子が同数存在しており，それを遠くから見ると，電子の作る電場と
陽子の作る電場が打ち消し合って，原子全体が中性に見えるわけである．そこ
から，電子を 1 つ引き剥がせば，残った原子の部分は，ちょうど電子 1 個分の
正の電荷の大きさをもっているはずである．ここは重要なので，ゆっくり理解
しよう．

半導体も，さまざまな原因によって電離して，電子と正孔の対を作る．要す
るに，電子が結合エネルギーよりも高いエネルギーをもらえば電離できるの
で，たとえば，真性半導体の場合には，熱するだけでも電離が起きる．放射線
が半導体内などに入射しても電離が生じる．半導体の場合には，電離の結果生
じた正イオンのことを正孔と呼ぶ．したがって，半導体の場合には，放射線に
よる電離の結果，電子正孔対が非常に多数作られることになるわけである．

(3) 放射線による電離

荷電粒子が半導体中に入射すると，電離を行い，電子正孔対ができる．ま
た，非荷電粒子であったとしても光子が光電効果を起こせば，そこで電子正孔

対ができる．この過程は，ちょうど気体検出器中での様子に似ているので，し
ばしば半導体は固体電離箱と呼ばれることがある．ここで述べた以外にも電子
正孔対を作る方法が何通りもあるが，計測にとっては都合が良いことに，放射
線が付与したエネルギーを E，電子正孔対を 1 つ生成するのに必要な平均エ
ネルギーを ε とすると，キャリアの個数は

$$\frac{E}{\varepsilon} \tag{3.10}$$

で求められる．したがって，逆にキャリアの個数に比例するパルス波高を測定
することで，放射線のエネルギーを推定することが可能になる．これが，パル
スモードで半導体検出器をエネルギー計測に使うことができる理由である．

(4)　半導体内部の散乱と移動度

半導体は基本的に内部が結晶構造をもっているが，製造の過程で 100 ％純粋
な結晶になることは普通ない．実際には，不純物として別の原子が少量だが紛
れ込んでしまう．周期的な結晶中に不純物があると，そこで電子の波が散乱さ
れることになるので，固体中では電子は電場で加速されては，散乱による減速
という過程を繰り返すことになる．

小学校の理科の実験で，インクや砂糖をビーカーの中の水に垂らしたりし
て，中に広がっていく様子を観察した人もいるだろう．このとき，インクや砂
糖の粒子がビーカー内になるべく一様に広がろうとしたはずである．この現象
は拡散と呼ばれている．拡散は，半導体中のキャリアに対しても起きている．
この様子を模式的に示したのが図 3.18 である．

このような個々の散乱は，観測もできず，非常に多数回起こるので，通常
我々の興味の対象ではないが，その平均速度に注目することはよくある．この
とき，電場 E の元での平均速度 v は

$$v = \mu E \tag{3.11}$$

と表すことができる．ここで，μ は**移動度**と呼ばれ，キャリアの移動のしやすさ
を表すパラメータであり，有効質量 m，電荷 q（符号を含む）のキャリアに対
して，ある散乱が緩和時間 τ で起こるとき

$$\mu = \frac{q\tau}{m} \tag{3.12}$$

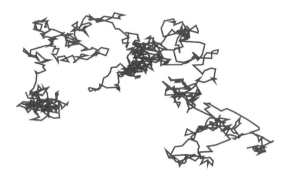

図3.18 電子の運動の概念図

という関係で求められる[9].

　気体検出器の場合には，電子の移動度の方が正イオンより10倍以上大きいが，半導体中の電子と正孔の移動度はそこまで差が付かず，大ざっぱにいって同程度，2倍くらいしか違わない．これは，シグナルを取り出す計測の観点からいえば，好都合である.

(5)　不純物半導体と空乏層

　純粋な半導体だけではなく，不純物をあえて半導体に混ぜて使う場合もある．たとえば，シリコンの結晶はダイヤモンド型の構造をしているが，この一部の原子を他の原子に置換することがある．このような置換を行うと何が起こるのかを考えてみよう.

　シリコンは4価の原子であり，高校化学の言葉でいえば，結合の手を4本もつ原子である．そこに，リンなどの5価の原子を注入すると，結合の手1個分の電子が余ることになる．この電子の束縛エネルギーは，熱エネルギーよりずっと小さいので，熱エネルギー程度のエネルギーを与えられた電子でも，十分に自由電子のように振る舞うことができる．このように電子が余っている半導体のことをn型半導体と呼ぶ．逆に，シリコンにホウ素などの3価の原子を注入すると，結合の手が1つ足りないものを注入したことになり，電子が欠乏した状況を作ることになる．つまり，正の電荷をもったホールが大量に存在するので，このような半導体はp型と呼ばれる．このときに，ホールを，実在の粒子のように取り扱うと都合がよい.

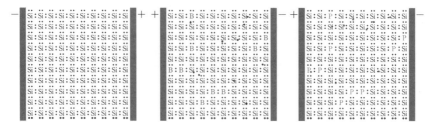

図 3.19　シリコンへの不純物ドーピングの概念図[10]

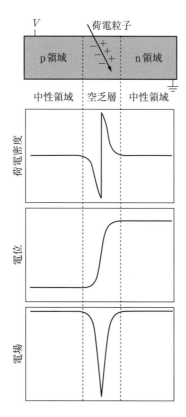

図 3.20　PN 接合の概念図
（大阪大学森伸也先生のデバイス
シミュレーション[13,14] を参考に
作成）．電場は右向きを正の向き
としている．

　いま，n 型半導体と p 型半導体を，理想的な界面でくっつけたと考えてみよ
う（図 3.20）．実際には，このように作成するわけではないが，このように考
えた方がわかりやすい．すると，n 型半導体中の電子と，p 型半導体中のホー

ルは，拡散によってお互いの領域に入るようになる．熱力学の第2法則だけを考えていれば，全体に均一になるように広がるまでこの拡散が続きそうだが，そうはならない．

電子がp型半導体に拡散して正孔と再結合すると，n型の領域に正にイオン化したドナーイオンを残し，p型領域に負にイオン化したアクセプタ原子を作る．正孔の拡散の場合も同様である[11]．電荷密度の分布は，図3.20上から2段目のグラフのようになり，対応する電位は図3.20上から3段目のグラフのようになる．このとき，接合面付近に生じる電場は，電位の空間微分で求められるから，n型からp型の向きをもつことになり，これは，ちょうどキャリアの拡散を妨げるように働くことがわかる．したがって，ある程度キャリアの拡散が進むと，接合面付近に電場の生じる領域を作って，平衡状態に達する．この電場の生じている領域のことを**空乏層**と呼ぶ．

この空乏層という用語は，n型領域にあった電子がp型領域の正孔を埋め，p型領域にあった正孔はn型領域からの電子に埋められるので，空乏層全体としてキャリアが消失したような状況になることからきている[7]．

図3.20をもう一度見てみよう．空乏層は，ちょうど，固体電離箱のように働き，放射線検出器として都合が良いのであるが，実は，$V=0$ のままでは，接触電位が1V程度にしかならずキャリアを高速に動作させることができない．有感体積も非常に小さくて，現実には使い物にならない．そこで，実際には空乏層を広げて使用する．どのように広げるかというと，p型半導体側に負の電圧（$V<0$）を印加して，逆バイアスの状態にするのである．このようにすると，空乏層にかかる電場も大きくなり，厚みを2〜3mm程度にまで広げることができる[6]．ちなみに，空乏層は半導体検出器の有感部分であるから，この体積を広げる試みは，日夜世界中で行われている．したがって，ここで述べた厚みは，あくまで執筆時時点のものであり，いたずらに丸暗記することは避けるべきである．

(6) 半導体検出器の出力

半導体検出器は，パルスモードで測定する際には，吸収されたエネルギーに比例する波高のパルスを出力する．出力が電気信号であるため，光電子増倍管などの光検出器は当然ながら必要ない．このパルス波高を測定することで，エ

ネルギー計測を行うことが可能である.

　医療用のCTや加速器からの出力の場合には,一つひとつのパルスを計測するのはパイルアップが起こり,技術的に大変困難である.そこで,通常は,電流モードで測定する.

3.3.3　半導体の基本特性

　半導体検出器を使う側からみた場合の利点は,出力がパルスや電流としてリアルタイムに取り出せる簡便さである.

(1)　エネルギー分解能が良い

　エネルギー検出器として半導体を捉えた場合,シンチレータなどと比べてエネルギー分解能が良いという利点がある.これは,キャリアの数が圧倒的に多いのが原因である.

　シンチレータの場合には,そもそもの信号は,シンチレーション光であるが,シンチレーション光の光子数が少量のため,生成時の統計揺らぎの影響のために,シンチレータはエネルギーの分解能に原理的な制約がある.それに対して,半導体検出器のキャリアは非常に多いので,統計揺らぎはもはやエネルギー分解能を決める主要因ではなくなり,もっぱら回路のノイズが主要因になる.そのため,エネルギー分解能はシンチレータと異なり,エネルギーにほとんどよらない.

(2)　同じ有感体積の気体検出器と比べて感度が良い

　この節の議論はかなり大ざっぱなものではあるが,それでも時折出てくることがある論法なので述べておく.放射線計測における感度というのは,同じ量の放射線を照射されたときに,どれくらい出力が生じるかというものである.半導体検出器は,固体であるので,密度が気体よりも大ざっぱにいって2000倍高い.これは,同一体積で比較すると,固体の方が2000倍のターゲットとなる原子が含まれているということである.したがって,これだけでも固体の方が2000倍の反応確率をもつ.さらに,半導体検出器中で電子正孔対を1つ作るのに必要な平均エネルギーが,気体のW値の1/10ほどであることから,同じエネルギーの放射線が吸収されても半導体の方が10倍のキャリアを生成することができる.したがって,感度は20000倍高いといわれることがある.

表 3.1 真性シリコンとゲルマニウムの比較[6]

	Si	Ge
原子番号	14	32
原子量	28.09	72.60
密度 (300 K) [g cm^{-3}]	2.33	5.32
バンドギャップ (300 K) [eV]	1.115	0.665

3.3.4 さまざまな半導体検出器

(1) シリコンダイオード検出器

シリコンダイオード検出器は，1960 年代に実用化されて以来，主に重荷電粒子計測を念頭に開発されてきた．太陽電池が光を当てて電子正孔対を生成させるように，空乏層に入射した電離放射線によって生じた電子正孔対は，内部の電場で流動し，信号となる．ただし，PN 接合の接触電位が 1 V 程度しかないので，そのまま使用するのではなく，逆バイアスを印加して，電荷の収集効率を改善するとともに空乏層を厚くする．

現在のところ，実際に CT などの画像検出器に使われているのは，X 線を直接画像化する半導体検出器ではなく，光ダイオードをシンチレータの受光素子として電流モードで使用するのが一般的なようである．

(2) Li ドリフト型検出器

一般に，高純度化した半導体を作るのは難しいので，リチウムを結晶中にドリフトさせることによって，真性化した半導体を作る試みが半導体検出器の黎明期から行われてきた．こうすることにより，ドリフト前はせいぜい 1〜2 mm 程度のシリコンの空乏層の厚さだったものを 5〜10 mm にまで大きくすることが可能である．空乏層は，半導体検出器にとっては有感部分であるから，これは感度が上がることに相当する．有感体積が大きくなることで漏れ電流が顕著な雑音源になるため，液体窒素で冷却して使用する．高エネルギー光子はかなりの部分が透過してしまうので，特に低エネルギー光子や電子のスペクトル測定に適している．

ゲルマニウムに Li をドリフトした検出器 Ge(Li) は，1980 年代に入り，次項で述べる高純度ゲルマニウム型が商品化されると，次第に使われなくなっ

た．細かい注意事項としては，このタイプの検出器は，室温になるとリチウムが再分布を起こすので，特に放射線計測をしていないときでも低温に保ち続ける必要がある点である．これは，後に述べる高純度ゲルマニウム検出器で克服された．

(3)　高純度ゲルマニウム検出器

ゲルマニウムは原子番号が32であり，シリコンの14よりも大きいので光電吸収を起こしやすく，さらに空乏層を厚く作りやすいので，γ線の計測に優れている．

ゲルマニウム検出器の一番の長所は，圧倒的なエネルギー分解能の良さである．これは，ゲルマニウムのバンドギャップがシリコンに比べて狭いことに起因する．バンドギャップが小さければ，より少ないエネルギーで電子正孔対を生成することが可能だからである．ゲルマニウム半導体は，多数のキャリアを生成することができるので，もはやシンチレータでエネルギー分解能を決める主要因になっていたキャリア数の統計ノイズは，問題とはならない．図3.21に，ゲルマニウム半導体検出器で取得したエネルギースペクトルの例を示す．

しかし，このバンドギャップの小ささは，同時に取り扱いを面倒にする主要因にもなる．というのは，この程度のバンドギャップでは，熱エネルギー程度でも乗り越えるキャリアが多数現れるからである．このようなキャリアが多数生じると，放射線を当てていない状態でも信号が出力されることになる．これは計測の観点からすると，邪魔な雑音なので，熱雑音と呼ばれる．熱雑音を抑制するには，低温にすればよい．そこで，通常は液体窒素で冷却して使用することになる．ただし，高純度ゲルマニウム型検出器の場合，使用しないときは室温で保管し，使用するときだけ冷却して使用すればよい．

(4)　表面障壁型検出器

特に低エネルギーの荷電粒子のエネルギー計測を考えると，今までに述べてきたような半導体検出器では都合が悪い．というのも，低エネルギーの荷電粒子は，物質中の飛程が短く，有感層に到達する前にエネルギーの大半を使い果たしてしまうからである．そこで，光も透過できるようなほど非常に薄い有感層をもつ半導体検出器があれば，低エネルギー荷電粒子の測定には都合がよい．表面障壁型はまさにそうした半導体検出器で，α線のエネルギー計測など

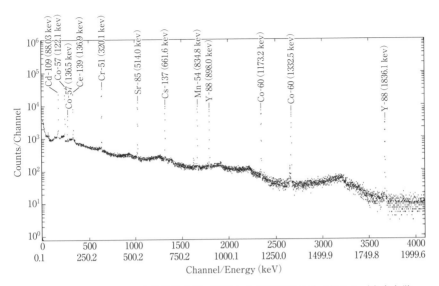

図 3.21 ゲルマニウム半導体検出器で取得した校正線源のスペクトル（広島大学 保田浩志教授のご厚意による）．

によく使われる．

(5) CdTe, CZT 検出器

CdTe 検出器の利点は，室温で使用が可能なことである．しかも，Si などと比べて原子番号が大きく，大容量の空乏層を作ることが可能なため，CT や SPECT などの装置に使用されている．

3.4 発光現象を利用した検出器

放射線のエネルギーがある種の検出媒体に付与されると，電離に寄与しない成分が検出媒体を励起させ，その励起エネルギーをシンチレーション光（電磁波）として放出する場合がある．この発光現象を利用した装置は，代表的な放射線検出器のひとつとして使用されている．ここではこのシンチレーション発光を介して放射線を検出する装置である**シンチレーション**（scintillation）**検出器**について概説する．

3.4.1　シンチレーション検出器システム

　シンチレーション検出器システムは，一般的に，放射線によって付与された
エネルギーを紫外光領域から可視光領域のシンチレーション光（即発蛍光）に
変換するシンチレータ（シンチレーション材料）と，発生したシンチレーショ
ン光を検出して増幅し電気信号に変換する受光素子（**光電子増倍管，フォトダ
イオード**などの光検出器）の組み合わせから構成される．スペクトル測定を行
う場合のシンチレーション検出器システムの基本的な構成例を図3.22に示す．
　シンチレータとして利用される材料は，高い効率で放射線から付与されたエ
ネルギーをシンチレーション光に変換できることが要求される．つまり，単位
エネルギー付与当たりの発生光子数（**絶対光収率**）が多いことが必要である．
また，できるだけ広いエネルギー範囲にわたって発光量が付与された放射線の
エネルギーに比例していることが望ましい．さらに，より多くの光を集めるた
めに，シンチレータ材料自身は，発生した光の波長に対して透明であることが
求められる．また，発生する光の波長は，使用する受光素子の感度の高い光の
波長と一致している必要がある．シンチレータを用いたエネルギースペクトル
測定を考える場合，入射する放射線の個々のエネルギーを分離して測定するた
めには，パルスのパイルアップを避けるために発光の減衰時間が短いことが望
まれる．この特性は，しばしば単位エネルギー付与当たりの発光量が多いとい
う条件とトレードオフの関係にある．したがって，上に述べた条件をすべて完
全に満たすシンチレータ材料は存在しない．一般的に広く用いられているの

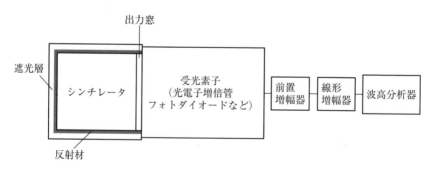

図3.22　シンチレーション検出器システムの基本的な構成例

は，**ヨウ化ナトリウム NaI** や**ヨウ化セシウム CsI** などの無機のアルカリハライド結晶や，有機の液体あるいは**プラスチックシンチレータ**である．

　無機材料は発光量が多く，発光量とエネルギー付与の直線性の点で優れているが，一般的に減衰時間が長く応答が遅いものが多い．これに対して，有機シンチレータは減衰時間が短く時間応答特性の点で優れているが，発光量が少ないことが欠点である．シンチレータ材料の選択は，測定対象の放射線の種類にも依存する．一般的に無機結晶材料は成分中の原子番号が大きいので，光子線の検出効率が大きく，**光電ピーク効率**も高いために γ 線のスペクトル測定に利用される．一方，有機シンチレータは水素などの軽い元素を含んでおり，α 線や β 線などの荷電粒子や，弾性散乱を介して陽子等の反跳核を生成する中性子の測定に適している．

　シンチレータ材料は，透明の石英ガラス等の出力窓を介して光検出器に接続されるが，光学的な結合特性を良好に保つために，通常，屈折率がガラスの値に近い光学カップリング用のグリスが用いられる．シンチレータ全体は，外光が入射することを避けるため遮光層で囲まれている．集光効率を高めるため，光検出器に接続される以外の面は，反射材が塗布される．反射材には，鏡面反射材よりもテフロン等の乱反射材を用いる方が性能がよいとされており，多くのシンチレーション検出器で使用されている．

3.4.2　無機シンチレータ

(1)　無機シンチレータの発光機構

　無機材料におけるシンチレーション光の発生機構は，その結晶格子によって決まるエネルギー準位に依存している．よく知られているように，絶縁体や半導体材料物質中で電子が取り得るエネルギーは，連続的ではなく，離散的な状態に限られる．すなわち，結晶格子上に束縛された電子は，価電子帯（valence band）と呼ばれる低いエネルギー準位に存在し，結晶内を自由に動き回ることはできない．一方，高いエネルギー準位にある伝導帯（conduction band）に存在する電子は，結晶内を自由に動き回ることができるだけのエネルギーを有している．価電子帯と伝導帯の間には禁止帯（forbidden band）と呼ばれるエネルギーギャップの領域が存在し，純粋な結晶では禁止帯には電子

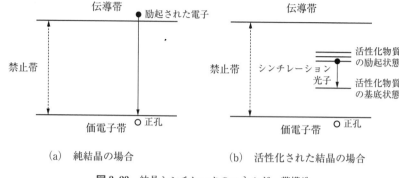

(a)　純結晶の場合　　　　　(b)　活性化された結晶の場合

図3.23　結晶シンチレータのエネルギー帯構造

は存在することができない.

　このような純粋な結晶に放射線が入射し, エネルギーギャップを超えるエネルギーが付与されると, 図3.23 (a) に示すように, 価電子帯に存在する電子がこのエネルギーを受け取って励起し, 伝導体へと移動する過程が起こる. このとき, もともと電子が存在していた価電子帯の位置には正孔 (hole) が残される. この結果, 伝導体と価電子帯に**電子・正孔対** (electron hole pair) が形成される. もし, このときに励起された電子が価電子帯に残された正孔と再結合を起こせば, そのエネルギー差に対応する光子を放出するが, 一般的にその収率は低く, また光子のエネルギーが高すぎるので可視光とはならないので, シンチレーション過程の特性としては適していない. そこで, 通常, 無機シンチレータには**活性化物質** (activator) と呼ばれる少量の不純物が添加される. この不純物の添加により, 純粋な結晶の格子状態に変化が生じ, その結果, 禁止帯の中に電子が存在できるいくつかのエネルギー準位が形成される. この様子を図3.23 (b) に示す. シンチレータに放射線によりエネルギーが付与されると, 多数の電子・正孔対が生成され, 電子は結晶内を移動して, 高い確率でこの禁止帯内のエネルギー準位の励起状態に捕獲される. そして, 活性化物質の基底状態に遷移してシンチレーション光を発生する. 活性化物質が作るエネルギー準位間の遷移により発生する光子のエネルギーは, 伝導帯と価電子帯の間の遷移で発生する光子の場合と比較して小さいので, 可視光として放出されることが期待される. すなわち, シンチレータ材料として有用である. たとえ

ば，ヨウ化ナトリウム結晶には，通常，不純物としてタリウムが添加され，そのことを NaI(Tl) と表記する場合が多い.

(2) 代表的な無機シンチレータ

a. NaI(Tl) タリウム活性化ヨウ化ナトリウム

最も古くから用いられているシンチレータのひとつである. 光収率が高いのが特徴であり，最大放出波長 415 nm の可視光を，1 MeV のエネルギー付与当たり約 38000 個の収率で放出する. 近年，高発光量の新しいシンチレータが開発されるまでは，最も光収率が高いシンチレータであった. 多くの光電子増倍管の受光感度の最大値がこの波長領域に一致するので，受光素子としてはバイアルカリ光電陰極の光電子増倍管を用いることが多い. 大きなサイズの結晶が製作可能であり，価格も安価なので現在も γ 線のエネルギースペクトル測定などに盛んに利用されている. ただし，シンチレーションパルスの主な減衰時間が 230 ns と比較的長く，また 0.15 s の燐光成分が約 9% あることなどから，高い計数率のパルス測定には適していない. また，シンチレーション応答と付与エネルギー間の比例性のずれが低エネルギー領域で比較的大きく，10 keV付近で 1 を超える. すなわち，(1 MeV のときの発光量)<(1 keV のときの発光量×1000) となる. さらに，**潮解性**が著しく，空気中に放置すると水分を吸収して劣化してしまうので，通常，アルミ製等の気密容器に封入して用いる必要がある.

b. CsI(Tl) タリウム活性化ヨウ化ナトリウム

NaI(Tl) と同様，広く用いられているアルカリハライド系シンチレータである. やはり高発光量のシンチレータであり，絶対発光量は約 65,000（光子/MeV）であるが，最高放出波長は 540 nm 程度であり，NaI(Tl) の場合よりも少し長い波長である. このため，受光素子としては，フォトダイオードが用いられる場合が多い. また若干の潮解性を示し，NaI(Tl) ほどではないが，水や高い湿度の環境にさらすと特性が劣化してしまうので注意が必要である. ただ，機械的には NaI(Tl) よりも脆くないので加工が容易であり，薄膜状などある程度任意の形状のものを作成することができる. CsI(Tl) の有用な特徴のひとつは，入射した放射線の種類に応じて時間的応答特性が異なり，減衰時間の差により放射線の種類を弁別することができることである. 特に，陽子や α

粒子のような重荷電粒子と電子による事象をはっきりと弁別することが可能である.

c.　ZnS(Ag)銀活性化硫化亜鉛

銀で活性化した硫化亜鉛は，最も古い無機シンチレータのひとつである．これは，NaI(Tl)と同等かそれ以上の非常に高い絶対発光量をもっている．ただし，多結晶の粉末としてしか入手できないので，通常，α粒子やその他の重イオン粒子検出用の薄膜シンチレータのみに用途が限定される．

d.　LiI(Eu)ユーロピウム活性化ヨウ化リチウム

LiI(Eu)は，潮解性があり，波形弁別もできない．しかし，天然同位体存在比7.4%の^{6}Liを濃縮した^{6}LiI(Eu)は，熱中性子検出に有用であり，初期のボナー球スペクトロメータに用いられた．この場合，^{6}Liの中性子捕獲反応によって内部で生じた2.73 MeVのトリチウムと2.05 MeVのα粒子がシンチレータを発光させる．

e.　BGO ビスマスジャーマネイト

ビスマスジャーマネイト$Bi_4Ge_3O_{12}$（略称 BGO）は NaI(Tl)や CsI(Tl)に代わるシンチレータとして開発されたが，その主な特徴は，密度が7.13 g/cm^{3}と大きく，ビスマスの原子番号が$Z=83$と高いために，単位体積当たりのγ線の光電吸収効率が最も大きな市販のシンチレータのひとつであることである．アルカリハライド系のシンチレータのように，微量の活性化物質を添加することはされない．潮解性はなく，機械的にも扱いやすい．また，長い減衰時間に起因するアフターグロー成分がほとんど存在しないので，CT や PET 装置用のシンチレータとして使用されてきた．ただし，絶対発光量はあまり大きくなく，最高放出波長 480 nm の光子を 1 MeV のエネルギー付与当たり約8,200 個発生するにすぎない．光出力の温度依存性が大きく，温度を上げると光出力が著しく低下する一方，低温では高い光出力を示し，BGO は液体窒素温度まで冷却した場合，良好なシンチレータとして動作する．

f.　CWO タングステン酸カドミウム

タングステン酸カドミウム$CdWO_4$（略称 CWO）は，密度が大きく，高い原子番号のタングステン（$Z=74$）を含むので，優れた光電吸収効率を示す．発光量は中くらいであるが，減衰時間の成分が1.1 μs（40%），14.5 μs（60%）

程度と非常に長い．このため，高計数率のパルス測定には適さないが，電流モードで動作する検出器として応用されており，均質で化学的に安定なバルク単結晶が製造可能であるため，X線シンチレータ用の検出器として広く利用されている．

g. その他の新しいシンチレータ

以上に述べてきた無機シンチレータ以外に，近年，さまざまな新しいシンチレータが開発されている．たとえば，ユーロピウム活性化ヨウ化ストロンチウム $SrI_2(Eu)$ は，高エネルギー分解能でγ線のスペクトルを測定できるシンチレータとして注目されている．また，セリウム Ce を活性化物質として用いた，高速で高発光量の一連の無機シンチレータの開発がなされ，PET 装置等で用いられる代表的なシンチレータとして実用化されている．それらには，$Gd_2SiO_5(Ce)$（略称 GSO），$Lu_2SiO_5(Ce)$（略称 LSO），$Y_2SiO_5(Ce)$（略称 YSO），$(Lu,Y)_2SiO_5(Ce)$（略称 LYSO），$Gd_3(Al,Ga)_5O_{12}(Ce)$（略称 GAGG）などがある．これらは，Ce の活性化物質準位に起因する主要な減衰時間が約 20 ns から 80 ns に渡っており，高計数率測定に適している．これ以外に，やはりセリウム活性化物質を用いたランタンのハロゲン化物である $LaBr_3(Ce)$，$LaCl_3(Ce)$ が発見された．これらはγ線のエネルギースペクトル測定において $NaI(Tl)$ に取って代わるものとして期待されている．両者の欠点としては，内部放射能として ^{138}La（天然で 0.09％）を含んでおりバックグラウンドなること，機械的に脆く大きな結晶ではひびが入りやすいことがあげられる．

h. 希ガスシンチレータ

キセノンやヘリウムなどの高純度の希ガスは有用なシンチレーション材料となることが知られており，**希ガスシンチレータ**（あるいは単にガスシンチレータ）と呼ばれている．希ガスシンチレータの発光機構は，これまで述べてきた，無機シンチレータのそれとはまったく異なっており，比較的単純である．すなわち，放射線あるいは荷電粒子の入射により希ガスシンチレータを通過する際に，希ガス分子にエネルギーを付与して励起することによっている．これらの励起分子が基底状態に遷移する際にシンチレーション光が放出される．放出シンチレーション光の多くは可視光領域よりも紫外線領域に多く，これらの遷移のほとんどは通常きわめて短い時間（2〜3 ns かそれ以下）に起こるの

表3.2　よく用いられる無機シンチレータの特性（文献15）の表8.3を改編）

	比重	最高放出波長 [nm]	減衰時間 [μs]	絶対発光量 [光子/MeV]	バイアルカリ光電子増倍管よる相対的パルス波高
NaI(Tl)	3.67	415	0.23	38,000	1.00
CsI(Tl)	4.51	540	0.68(64%), 3.34(36%)	65,000	0.49
ZnS(Ag)	4.09	450	0.2	–	1.3
LiI(Eu)	4.08	470	1.4	11,000	0.23
BGO	7.13	480	0.30	8,200	0.13
CWO	7.90	470	1.1(40%), 14.5(60%)	15,000	0.4
SrI$_2$(Eu)	4.6	435	1.2	85,000	–
GSO	6.71	440	0.056(90%), 0.4(10%)	9,000	0.2
LSO	7.4	420	0.047	25,000	0.75
YSO	4.54	420	0.070	24,000	–
LaBr$_3$(Ce)	5.29	380	0.026	63,000	–

で，希ガスシンチレータの時間応答はすべての放射線検出器のなかで最も速いもののひとつである．シンチレーション光の波長が短いために，それらを直接検出するには近紫外領域に感度をもつ受光素子（光電子増倍管やフォトダイオード）を用いる必要がある．あるいは，波長をより長いものに変換させる目的で，窒素などの第2のガスを添加したり，ガス容器の内側に紫外線を可視光線に変換させる波長変換材料を塗布することもある．しかし，このような波長変換の効率は一般にあまり大きくないので，得られる可視光の発光量は，大量に得られる紫外光の発光量に比べてかなり少なくなってしまう．

3.4.3　有機シンチレータ

(1)　有機シンチレータの発光機構

有機物質のシンチレーション過程は，単一の分子のエネルギー準位間の遷移に依存している．したがって，その発光機構は分子の種類のみにより決まり，その物理的な状態には関係しない．このことは，無機物質におけるシンチレーション光の発生機構が，固体としての結晶格子によって決まる発光中心のエネルギー準位間の遷移に依存していることと著しく異なっている．つまり，有機シンチレータでは，物質の状態によらず，固体状態でも，液体状態でも，気体状態でもシンチレーション光が観測できるのが特徴である．

有機物質分子の励起状態には，スピン 0 の一重項状態（singlet state）とスピン 1 の三重項状態（triplet state）があり，主要なシンチレーション光は一重項状態と基底電子状態の振動状態間遷移によるものである．有機シンチレータの発光は一般の無機シンチレータに比べてきわめて速く，典型的な減衰時間は 2〜3 ns であり，励起後時刻 t における即発蛍光の強度は減衰時間を τ とすると次式で表すことができる．

$$I = I_0\, e^{-t/\tau} \tag{3.13}$$

典型的な有機シンチレータでは，放出されるシンチレーション光は励起の場合に必要な最小エネルギーよりも低いエネルギーしかもたないので，光吸収と発光のスペクトル間の重なりはほとんどない．このため，シンチレーション光の自己吸収はほとんどないことになる．

　シンチレータに入射した放射線や粒子のすべてのエネルギーのうち，可視光に変換されるエネルギーの割合を**シンチレーション効率**（scintillation efficiency）と定義する．シンチレータとしては，この効率が高い方が望ましいが，励起分子が発光を伴わないやり方でエネルギーを消費するモードが存在し，これらの過程はすべて**消光現象**（quenching）という言葉で呼ばれている．消光現象は不純物の混入等によってもたらされ，測定されたエネルギースペクトルを本来の形状から低エネルギー側にシフトさせてしまう．

(2) 代表的な有機シンチレータ

a. アントラセン，スチルベン

　アントラセンとスチルベンは，広く用いられている純粋な有機結晶シンチレータである．アントラセンは，最も古くからシンチレータとして用いられている有機物質であり，すべての有機シンチレータのなかで単位エネルギー当たりの光出力が最大であることが特徴である．主として α 線や β 線の検出に用いられる．減衰時間は 30 ns 程度であり他の有機シンチレータに比べてやや長い．スチルベンは，シンチレーション効率は低いが，入射放射線の種類により減衰時間が異なるので，放射線入射後の発光強度の時間的な振る舞いの違いを利用して，異種の放射線によるシンチレーション光を弁別することに応用されている（波形弁別法）．

b. 有機液体シンチレータ

有機液体シンチレータは，有機シンチレータを適当な溶媒に溶解することにより製作される．場合によっては，シンチレーション光の波長を受光素子（光電子増倍管等）の波長感度特性に合わせる目的で，第3の波長変換成分を添加する場合がある．液体シンチレータは，ガラス容器に封入した状態で市販されていることが多く，用途に応じてさまざまな形状や大きさのものを入手することができる．また，固体構造がないので，結晶シンチレータに比べて放射線損傷に対する耐性の点で優れており，強い放射線に対しても損傷を受けにくいという利点がある．

液体シンチレータは，計測対象の放射性物質自身を溶解して，その放射線を計数する場合にも広く用いられる．これは，一般に"液体シンチレーションカウンタ"と呼ばれており，詳細は後述する．

c. プラスチックシンチレータ

プラスチックシンチレータは，有機シンチレータを溶媒に溶かしたあと，高分子化して，固体としたものである．プラスチックは，製作と成形加工が容易なので，さまざまな形状のものを大量生産できるという利点があり，有機シンチレータとして非常に有用なものである．

(3)　液体シンチレーションカウンタ

低エネルギーβ線を放出する放射性物質の放射能を，高い効率で測定することは一般的に困難であるので，放射性試料自身を有機液体シンチレータ溶液に溶解させる方法があり，**"液体シンチレーションカウンタ"** と呼ばれている．この方法では放射性物質から放出されたβ線は，直接，液体シンチレータに届くので高い効率で，放射能を測定することができる．トリチウム^{3}H（最大β線エネルギー18.6 keV）で約60%，炭素14 ^{14}C（最大β線エネルギー156 keV）で約90%以上の計数効率が得られる．図3.24に液体シンチレーションカウンタシステムの基本的な構成例を示す．通常，β線スペクトルのノイズ成分を取り除く目的で，2本以上の光電子増倍管を用いて同時計数が行われる．また，**消光現象（クエンチング）** による波高低下に伴う計数の損失を補正するため，外部標準線源法やチャネル比法，自動効率トレーサー法などを用いてクエンチング補正が行われる．

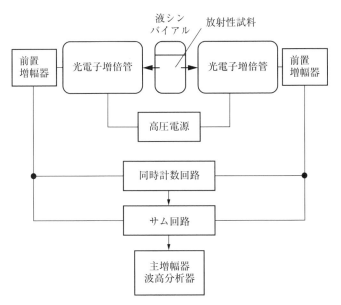

図 3.24 液体シンチレーションカウンタの基本的な構成例

3.4.4 光電子増倍管とフォトダイオード

シンチレータから発生する紫外線から可視光領域の数 eV の光子は，受光素子によって光電効果により光電子に変換され，電気信号として取り出される．受光素子を光電子に変換する効率は**量子効率**（quantum efficiency，QE）と呼ばれ，次式で定義される．

$$QE = \frac{発生する光電子の数}{入射した光子の数} \tag{3.14}$$

量子効率は，強い波長依存性を示すので，シンチレータの発生する光子の波長に対して適した波長依存性をもつ受光素子を選択することにより，大きな電気信号を得ることができる．

（1）光電子増倍管

光電子増倍管（photomultiplier tube，PMT）は，シンチレーション検出器の受光素子として，現在最も広く用いられているものである．ランダムな雑音をあまり加えることなく，通常，数百個以下の光子から成る光信号を，約10^6

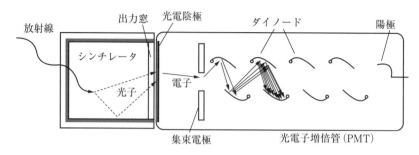

図 3.25　光電子増倍管の動作の模式図

倍までのゲインで増幅することが可能である．典型的な光電子増倍管の構造を
図 3.25 に示す．光電子増倍管は，光子を光電子に変換する光電陰極と，発生
した光電子を電子増倍させる多段のダイノード部分から成る．

a. 光電陰極

　光電子増倍管に入射した光子は，最初に光電陰極で光子に変換される．光電
陰極の感度にはいくつかの表し方があるが，シンチレーション検出器で重要な
ものは式（3.11）で定義した量子効率 QE である．光電陰極には，アルカリ金
属がよく用いられるが，たとえばバイアルカリは，300 nm から 500 nm の波
長に対して大きな感度をもち，最大感度波長は 400 nm である．典型的な量子
効率の値は 20%～30% 程度であるが，最近は最大感度が 40% を超えるものも
開発されている．

b. 電子増倍

　光電陰極から放出された光電子は加速されて集電極により 1 段目のダイノー
ドと呼ばれる電極に集められ，引き続く数段のダイノードを通過する過程で電
子増倍を起こす．加速された電子がダイノードに衝突すると，付与されたエネ
ルギーにより，ダイノード表面から 1 個以上の電子が再放出される．1 段のダ
イノードの増倍係数（二次電子放出率）は次式で与えられる．

$$\delta = \frac{\text{放出される 2 次電子の数}}{\text{最初に入射した電子の数}} \tag{3.15}$$

つまり，1 個の電子が加速されてダイノードに衝突するごとに平均 δ 個の二次
電子が放出される．1 段目のダイノードから放出された二次電子は加速されて

効率的に 2 段目のダイノードに衝突する．二次電子を加速するために，ダイノードの間には 200 V～300 V の電圧が印加されており，典型的な増倍係数は 4～6 である．すなわち，N 段のダイノードを電子が通過する際の増倍率は，δ^N 倍となる．光電子増倍管で適正な増幅を行うには，光電陰極とダイノード電極の各段に次々と適当なバイアス電圧がかかるように，分圧器を介して外部から高電圧を印加しなければならない．印加電圧 1000 V に対して，光電子増倍管の典型的な増倍率は，およそ 10^6 のオーダーである．

(2) フォトダイオードと関連する検出器

半導体受光素子である**フォトダイオード**（**光ダイオード**）も，しばしばシンチレータの受光素子として用いられる．一般的にフォトダイオードは，光電子増倍管に比べて電子増倍率が低く，受光面積が小さいという欠点があるが，量子効率が高く，数百ボルトを超える高電圧を印加する必要がない，小型のため時間応答が速い，磁場の影響を受けない，大量生産できるなどの利点をもっているため，さまざまな応用がなされている．

a. 通常のフォトダイオード

通常のフォトダイオード（PIN ダイオード）においては，半導体の p 型層と n 型層の間に形成された空乏層領域（i 領域）に，シンチレーション光子が入射して電子・正孔対に変換される．生成された電子・正孔は容易に収集され，この過程は太陽電池の動作の基礎になっているものである．この場合の量子効率は，光電子増倍管に比べて数倍大きく，約 400 nm から 1000 nm の広い波長領域に渡って，一般的に 60%～80% という高い値をもつ．しかし，内部増幅機構をもたないので，出力信号は光電子増倍管に比べて数桁も小さい．フォトダイオード（PIN ダイオード）では，長波長領域でも大きな量子効率をもつので，最高放出波長の長い CsI(Tl)（$\lambda_{max}=540$ nm）や BGO（$\lambda_{max}=480$ nm）と組み合わせて用いると良い性能が得られる．

b. アバランシェフォトダイオード（APD）

通常のフォトダイオードに逆電圧（逆バイアス）を印加すると，加速されたキャリアが非常に大きなエネルギーをもち，空乏層内で格子との衝突時に新たな電子・正孔対を生成するようになる．これは，気体検出器の比例モードで生ずる電子なだれに類似しており，シンチレーション光によって生成されたはじ

めの電子・正孔対の数を比例増幅する．この機構により，APDは通常のフォトダイオードよりも大きな信号が得られ，信号対雑音比（S/N ratio）が向上する．典型的な増幅率としては200〜300程度が得られる．APDへの印加電圧は，光電子増倍管ほど高い必要はないが，増幅率の温度依存性は光電子増倍管に比べて大きいので，温度が変化する条件では，温度に応じて印加電圧を調整する必要がある．

c.　ガイガーモードのアバランシェフォトダイオード

　アバランシェフォトダイオードに印加する逆電圧を更に増加させて降伏電圧以上にすると，ガイガーモードといわれる状態に入る．これは，気体検出器のガイガーモードに類似した状況であり，もはや出力信号と初期電子・正孔対の数との比例性はなくなる．これを，ガイガーモードのアバランシェフォトダイオードと呼ぶ．このなだれ状態は，外部回路で抑制しない限り続くので，通常，半導体に直列に大きな外部抵抗を接続して，大電流が流れる際の電圧降下を利用して，放電を終わらせる．

　このときの電子の増幅率は，$10^5 \sim 10^6$程度となり光電子増倍管のそれに匹敵する．しかし，通常のシンチレーション検出器への応用に対しては，出力信号が最初の電子・正孔対の数に比例している必要があるので，単一のガイガーモードのセルを用いることはなく，その代わりに多数の小型ガイガーモードAPDのセルをアレイとして用いる装置が開発されてきた．これらは，**シリコン光増幅器**（SiPM）あるいは，マルチピクセル光カウンタ（MPPC）と呼ばれており，シリコンチップ上に微細加工技術により，大きさがわずか十分の数μm以下のAPDのセルを数千個以上配列している．この場合，個々のセルの信号は飽和しており一定であるが，単一の光子はほとんどすべてどれかひとつのセルに入るので，電子なだれを発生するセルの数は入射したシンチレーション光の数に比例する．そこで，すべてのセルからの読み出しをひとつにつなげて得られるパルス信号の電荷から，素子が検出した光子数を評価することができる．このためには，同時に入射する光子数に対して十分な数のセルを用意する必要がある．

3.4.5 チェレンコフ検出器

高速の荷電粒子が屈折率 n の媒質を通過する際に，荷電粒子の速度 v が媒質中の光速 c/n を超えると，$\beta n > 1$ となり，**チェレンコフ光**（Cherenkov light）と呼ばれる光が放出される．ここで β は真空中の光速 c に対するこの媒質中における荷電粒子の速度 v の比 v/c である．チェレンコフ光は，シンチレーション光と同じように，光電子増倍管で電気的信号に変えることによって放射線検出に利用でき，**チェレンコフ検出器**と呼ばれている．

チェレンコフ光の放射の原理について図 3.26 に示す[16]．図 3.26 において，荷電粒子が A から B の方向に速度 v で走っているとする．$\overline{AB} = vt$ とすると，この時間 t の間に A 点で放出された電磁波は C 点に達する．すなわち，$\overline{AC} = (c/n)t$ である．したがって

$$\cos\theta = \frac{1}{\beta n} < 1 \qquad \therefore \beta n > 1 \qquad (3.16)$$

から決まる弧の表面 CBD に達する光の位相は揃っていて光は強め合い，チェレンコフ光として観測される．たとえば，ガラス（$n \simeq 1.5$）の中を走る，ほぼ光速に等しい速度の電子は，400 nm〜800 nm の可視光領域で，1 cm 当たり約 200 個の光子を $\theta = 48°$ 方向に放出する．チェレンコフ検出器は，高エネルギー粒子の検出に盛んに使われている．

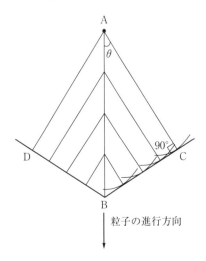

図 3.26 A から B に動いている粒子が放出するチェレンコフ放射発生の原理
（文献 16）の図 1.59 を改編）

3.5 飛跡を利用した検出器

　放射線が飛んでいる様子は，残念ながら直接見ることはできない．しかし，いろいろな工夫で放射線が通った足跡（飛跡）を捉えることができる．高空を飛ぶ飛行機は見えないが，飛行機雲でその飛行を確認できる．飛跡を利用した放射線検出器は，これと同じような方法である．この節では，霧箱，泡箱，放電箱，原子核乾板，固体飛跡検出器について解説する．

3.5.1　霧箱（cloud chamber）

　霧箱は，過飽和状態を作る方法の違いにより，膨張霧箱と拡散霧箱の2つに分類される．これは，過飽和状態を作り出すのに方法が静的か動的かの違いによるものである．霧箱は，初期の原子核実験や宇宙線の研究などによく使われてきた．しかし，泡箱の出現によりその使用は科学館での展示や学校での理科教育に限定され，研究などでの使用は少ない．

(1) 膨張霧箱（ウィルソン霧箱)

　膨張霧箱は，気体（空気，アルゴンガスなど）を膨張させることで過飽和状態を作り出す動的方式である．この気体に霧を形成さるための**電気的極性**をもった蒸気（水，アルコール）の混合気体を箱に封入する．箱はピストンをもち，ピストンを引いて空気を急激に膨張させると，断熱膨張により箱の中の温度が下がる．その温度変化により，気体中に含むことのできる蒸気量が少なくなり，気体は一時的に過飽和（飽和蒸気量より多くの蒸気を含む）の状態となる．この瞬間に放射線が入射すると気体分子のイオン化が起こる．気体に含まれる水などの極性分子は，このイオン化された空気（凝結核）に引き付けられ霧滴が生成される．この様子を，光を当てて撮影することで放射線の飛跡が観測される．気体の膨張率は1.1〜1.2が用いられ，過飽和の持続時間は0.5秒程度である．この方式の霧箱はウィルソン霧箱とも呼ばれる．

　膨張霧箱の欠点は，膨張時以外では飛跡が観測できないことである．一度霧箱を膨張させると，再び観測の準備が整うまでの回復の時間が必要である．常時観測を行うことはできない．動作条件が継続的に維持されないため，**パルス**

チャンバーとも呼ばれる．また，入射放射線がない場合には，膨張時でも飛跡は観測されない．このような無駄な時間をなくすため，霧箱の傍に GM 計数管やシンチレータなど検出器を配置して，入射放射線を感知したときに霧箱が膨張する装置をもつ霧箱がある．

(2) 拡散霧箱

過飽和状態を作り出す静的方法である**拡散霧箱**では，霧箱中に温度勾配を作って過飽和状態を作り出す．箱の上方に蒸気（アルコールまたは水）の液体溜を設置し，箱の下部はドライアイスや液体窒素で冷却する．この状態で箱の上方を温め，液体を蒸発させると，蒸気はやがて下方へ拡散する．そして冷やされて下面付近では液体に戻り，箱内の上下の中間層が過飽和状態となる．そのため，拡散霧箱は膨張霧箱と異なり，常に放射線が観測できる利点がある．反面，常に過飽和であるためバックグラウンドとなるイオンによる霧滴が生成される．これを除くために，箱内に設置した電極に 100～200 V/cm 程度の電圧を印加する．欠点としては，過飽和となる空間容積が限られるため，飛跡観測は霧箱中の特定の領域に限られることである．

(3) 霧箱の飛跡

霧箱中の飛跡の形成状態は入射放射線の種類によって異なる．α 線などの重荷電粒子は線エネルギー付与 LET が β 線などと比較して大きい．霧箱中を通過する際に軌道周辺に電子を大量に弾き飛ばし，粒子の運動エネルギーはたちまち失われ停止する．そのため，太いはっきりとした飛跡を作り出す．霧箱中で見える飛跡は数センチメートル程度である．β 線の飛跡は α 線と比較して細く長い．また，気体分子に衝突するごとに進路が変わり曲がりくねった飛跡となる．γ 線は，直接飛跡は観測できないが，γ 線によって生じた電子の飛跡を見ることができる．磁場中を荷電粒子が通過すると，粒子はローレンツ力を受けて進む向きを曲げられる．この様子を霧箱で観測すると，粒子が進んだ道筋が円弧状曲線となって見える．図 3.27 は γ 線による電子対生成の様子を捉えた霧箱である．磁場により，A 点へ発生した電子と陽電子が対称的に曲げられている[17]．

図 3.28 には，陽電子の発見に導いた写真を示す[18]．アンダーソンは，電子とほぼ同じ質量で正電荷をもつ磁場中で高エネルギー粒子の飛跡を撮影した．

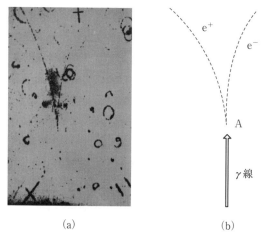

(a)   (b)

図 3.27　γ 線による電子対生成の様子[17]
（a）霧箱写真　（b）その飛跡の物理的解釈

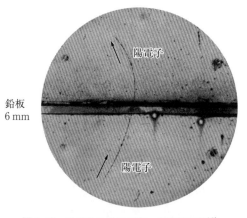

図 3.28　陽電子の発見に導いた霧箱写真[18]

飛跡の曲率半径を測定することで粒子の運動量が求められる．また，霧箱中に
鉛の板を入れて観測すると粒子は鉛の板を通り抜ける際に粒子のエネルギーが
減少し，通過後は曲率半径が小さくなる．チャンバー内の鉛板（6 mm）を通
過する際に粒子が失ったエネルギーと，鉛の反対側の飛跡の長さの両方を計測
することにより，彼は粒子の質量の上限を決定した．彼はそれが電子の質量と
同程度であることを発見した．これは，ディラックが予言していた陽電子を立

証するものでありノーベル賞を受賞した.

3.5.2 泡箱 (bubble chamber)

1950 年代になると,原子核や素粒子の研究では加速器が活躍するようなった.前項で述べた欠点をもつ霧箱による観測では対応できなくなって,加速器による強いビームに対応可能な飛跡検出器が望まれた.そこで,気体の代わりに液体を使う泡箱が 1952 年に D. グレーザーによって発明された.

(1) 泡箱の原理

泡箱の原理は,過熱状態の透明な液体を満たした容器(泡箱)を粒子が通過することにより,粒子が通過した部分の液体が気化し泡として観測されることである(図 3.29).泡発生のメカニズムは以下のとおりである.沸点以上に加熱された液体は蒸気の泡ができないように加圧し,その後,減圧し液体を**過熱状態**にする.その液体に不純物が含まれていなければ泡は発生しない.加熱状

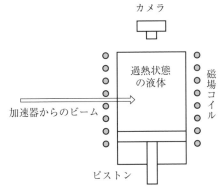

図 3.29 泡箱の原理図

表 3.3 泡箱に使用される液体の種類と動作温度,圧力

泡箱液体	動作温度 [K]	圧力 [Pa]
H_2	27	6.1×10^5
He	4.2	1.0×10^5
C_3H_8	333	2.1×10^6
CF_3Br	305	2.1×10^6
Xe	254	2.5×10^6
WF_6	422	2.9×10^6

(文献 19)の p.133 より)

態の液体に荷電粒子が入射すると，液体の原子・分子は電子を剥ぎ取られ，粒子の飛跡に沿ってイオンの列が発生する．その後，イオン列に沿って泡が次々と発生する．泡箱は，霧滴の形成の代わりに泡の生成を利用することである．液体は気体のおよそ 1000 倍の密度があるため，気体を液体へ変えたことで放射線と媒質との相互作用の頻度が増え，反応現象をより捉えやすくなった．表 3.3 に泡箱に使用された液体の種類と動作温度，圧力を示す[19]．

(2)　泡箱の利用と未知の粒子

　加速器実験に使用される泡箱は，標的であり検出器でもある．泡箱は加速器のビームラインに置かれて磁場がかけられ，1 枚の写真に多数の粒子衝突の飛跡を撮影する．飛跡の曲がり具合から，衝突によって発生した未知の粒子の運動量を正確に測定できる．初期の泡箱は液体プロパンや，液体ペンタンなどのいろいろな液体や加熱法が試みられた．その装置の直径も 10 cm 程度だったが，その後改良を重ねられ最終的には直径 2 m，液体水素 570 L もの大きな装置が製作された．

　泡箱実験は粒子を大量に生産し観測する時代を築き，非常に大きな成果を収めた．しかし，泡箱のもつ欠点で，現代の高エネルギー物理学研究での使用は限られるようになった．それは，以下のいくつかの理由による．① 写真での読み取りが必要なこと，② 過熱状態を得るためのリセットを行わなければならないこと，③ 液体の過熱状態は衝突の瞬間に準備ができている必要があり，これは短命の粒子の検出には不向きであること，④ 実現された最大泡箱サイズでは，高エネルギー粒子の経路半径が大きすぎ，運動量の正確な推定が妨げられること，などがある．これらの問題により，バブルチャンバーは放電箱やワイヤスパークチャンバーにほぼ置き換えられた．放電箱やワイヤスパークチャンバーでは，粒子エネルギーを測定できるようになった．

3.5.3　放電箱 (spark chamber)

　放電箱（スパークチェンバー）の出現初期には，高電圧がかかる 2 面が導電ガラスで作られた箱の中に，ネオンガスとアルゴンガスの混合ガスを封入した検出器であった．その後，平行な高電圧電極と接地電極を交互に幾層も重ねた装置に変遷した．放電箱は宇宙線観測の他に，現代物理学の実験にも広く使用

され，大きな成果を生み出した．また，衛星に載せられて，宇宙γ線の観測に使われている．

(1) 放電箱（spark chamber）

構造は，チェンバーの上下にプラスチックシンチレータ検出器を配置し，金属板あるいは導電性のガラス板を電極とし，高電圧電極と接地電極を交互に幾層も重ねた装置である（図3.30）．内部は1気圧のネオンとアルゴンの混合ガスまたはヘリウムガスを用いている．放電箱での放射線の観測は，まず上下のプラスチックシンチレータ検出器の信号の同時計測で宇宙線（ミュー粒子や電子などの荷電粒子）の通過した事象を捉える．この同時判別回路からの信号で高圧電源を起動（トリガー）し，1〜2μsの遅延時間で高電圧パルス（10 kV）を印加する．宇宙線の飛跡に沿って気体中に生じた電離電子は加速され，電子なだれが発生し，**放電（スパーク）**に成長する．放電の様子は，写真撮影により観測できる．しかし，飛跡解析には，写真解析による放電位置の読み取りが不可欠である．

(2) ワイヤースパークチェンバー（wire spark chamber）

ワイヤースパークチェンバーは放電箱の平行板金属電極の代わりに約1 mm間隔の平行ワイヤの並んだ面に置き換えたものである（図3.31）．入射荷電粒子がガスを電離し，それを種に電子なだれが発生し，近くのワイヤにパルス電流が流れる．これにより，放射線の通過位置情報が得られる．しかし，これだ

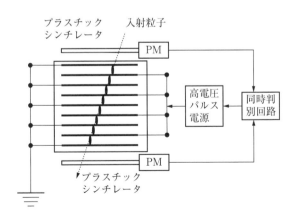

図3.30　放電箱の概念図

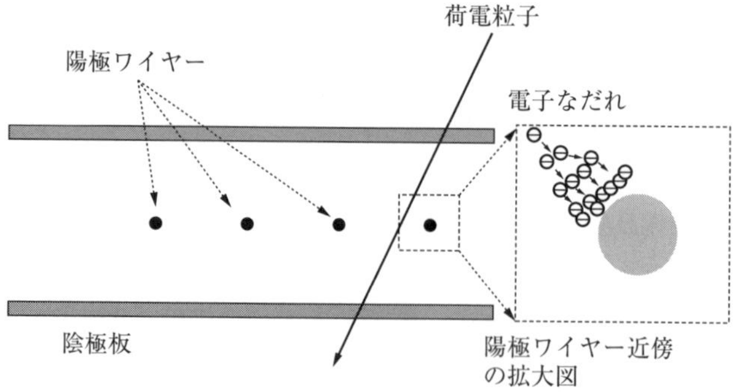

図 3.31 ワイヤースパークチェンバーの1つの層の構成図とスパーク

けでは1次元の位置情報であるので，平行ワイヤの並んだ面を交互に90度ず
らして積層する．これにより，上下層の情報から平面内の位置情報が得られ，
すべての層の情報から，3次元の飛跡情報がデジタル信号として得られる．放
電箱では写真撮影とその解析が必要であったが，ワイヤースパークチェンバー
ではそれが不必要となりデータ処理の高速化が可能となった．また，積層間に
密度の高い物質の板と板状シンチレータを組み合わせると，宇宙線がつくる核
カスケードシャワー[*1] が発生する．この核カスケードシャワーで発生する二
次粒子は入射エネルギーに比例するので，二次粒子の全エネルギー損失を測定
すれば入射エネルギーを測定したことになる．そのため，入射粒子がハドロン
のためにデザインされた装置を**ハドロンカロリメータ**，光子用にデザインされ
たものを**電磁カロリメータ**とも呼ぶ．

3.5.4　原子核乾板（nuclear track emulsion）

原子核乾板は，古くから原子核や素粒子実験に使われてきた検出器である．
原子核乾板とそれを発展させたエマルジョンチェンバーについて述べる．

(1)　原子核乾板（nuclear track emulsion）

原子核乾板は，通常の写真フィルムと同じように，写真乳剤（AgBr などの

[*1] 高エネルギーの荷電粒子やπ中間子が原子核と衝突し，多数の高エネルギーの核子や
π中間子を放出する．これらの二次粒子が他の原子核と衝突して同様の過程を繰り返
し，放出される核子と中間子の数は増す．このような増殖過程をいう．

ハロゲン化銀の溶液をゼラチンに加えてもの）に撮影後，現像して画像化するという仕組みに変わりはない．光や荷電粒子が乳剤中の AgBr 結晶に当たると，結晶中に潜像核が発生する．フィルム現像処理すると，潜像核が成長し大きな銀塊になる．原子核乾板には，通常の写真フィルムとは異なる性能が要求される．通常の写真フィルムは，より感度よく光を捉えるために粒子が比較的大きい（～20 μm）．原子核乾板は，写真フィルムより乳剤が厚く（～1000 μm），荷電粒子の飛跡をより正確に捉えるために粒子が小さく（～1 μm），均等な球形でより高密度になるように作られている．原子核乾板は，① 荷電粒子の飛跡の検出，② 試料に密着させて RI 分布測定（オートラジオグラフ）などに利用されている．現在でも，荷電粒子線の検出器として素粒子，原子核，宇宙線物理学の分野に利用されている．その理由としては，他のデバイスに追随を許さない，高い空間分解能を（～1 μm）をもつことによる．

(2)　エマルジョンチェンバー（emulsion chamber）

エマルジョンチェンバーは，写真感光材（原子核乾板，X 線フィルム）と金属板（鉛，鉄），プラスチック等を交互に重ねた構造をもつ高エネルギー宇宙線を検出する装置である．光子は，チェンバーの中で宇宙線がつくる電子シャワー[1]や核カスケードシャワーとして，原子核乾板と X 線フィルムとに記録される．原子核乾板は，アクリル板の両面に原子核乳剤が 50～100 ミクロンの厚さに塗布されたもので，すべての荷電粒子の飛跡を記録する．原子核乾板には，電子シャワーの飛跡の場合には現像により平均 0.7 ミクロンの銀粒子の点線となる．このため空間分解能は他の検出器に比べて格段に優れている．核カスケードシャワーは電子数が多いので X 線フィルム中に肉眼で検出可能な黒点を形成する．この黒点に対応する場所の原子核乾板を光学顕微鏡で調べると電子シャワーの飛跡が見つかる．このシャワーを上段の発生点まで追跡し，発生点の様子から入射粒子の弁別を行う．入射粒子のエネルギーは 3 次元シャワーの解析により決定される．霧箱や泡箱と異なり，感光面が拡大でき，露出と現像以外に特殊な操作も必要しない．また，顕微鏡，高速 CCD カメラ，並列コンピュータを組み合わせた超高速飛跡読み取り装置が開発され，人による

---

[1] 電子シャワーとは制動輻射と電子対生成の過程を繰り返し起こす現象である．

光学顕微鏡解析から解放されるようになった．エマルジョンチェンバーによって，タウ・ニュートリノの発見という成果が得られた．医療分野では HIMAC ビームの入射核破砕反応の研究もある．最近では，ピラミッド内部の構造の探索に宇宙線から発生するミューオントラックの測定で，大空洞の存在を見出した[20]．原子核乾板は過去の遺物ではなく，最先端の検出器である．

3.5.5　固体飛跡検出器 (solid track detector)

固体飛跡検出器とは，荷電粒子の進路に沿って生じた放射線損傷を，何らかの適切な方法で飛跡として検出できる固体をいう．荷電粒子の進路の単位長さ当たりの生成イオン対の数が一定限度を超えると，潜在飛跡がその固体に残される．これらの絶縁性固体を検出素子として利用して，入射した放射線量を測定するものを固体飛跡線量計 (Solid State Nuclear Track Dosimeter, SSNTD) ともいう．

(1)　CR-39

絶縁性の固体中を陽子や重荷電粒子が通過すると，通路に沿って固体の原子配列にひずみ（歪）が生じ，放射線損傷となる．固体飛跡検出器は，この損傷を化学薬品による**エッチング**によって拡大し，その大きさ，入射方向，形状などを光学顕微鏡で直接観測できるようにした放射線検出器である．中性子を測定する場合は，潜在飛跡を記録する物質（検出子）に荷電粒子を発生させる物質（ラジエータ）を密着させて使用する．エッチング後，検出子に入射した粒子の飛跡に生じた穴をエッチピットという．光学顕微鏡で観察し，その数から検出子に入射した荷電粒子や中性子の数を知ることができる．エッチングは写真の現像と定着に相当している．この固体飛跡検出器の代表的な検出子は，CR-39（アリルジグリコールカーボネイト）で，飛跡検出には優れた性能をもっている[21]．CR-39 は透明度が高く，メガネレンズに使用されている．化学的には $-C_{12}H_{18}O_7-$ の繰り返し構造をもち，密度は $1.31\ \mathrm{g/cm^3}$ である．名称の由来は，PPG 社の開発している一連の樹脂（Columbia Resin）の第 39 番目を意味している．特徴として，① X・γ 線に不感である，② 小型安価である，③ 積分型検出器である，などがあげられる．図 3.32 に宇宙線（荷電粒子）の CR-39 のエッチピットの画像を示す[21]．水素原子を多く含む物質や中

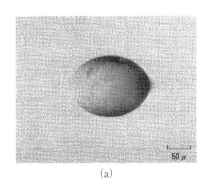 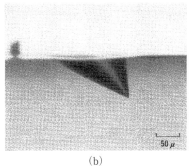

(a)　　　　　　　　　　　　　(b)

図 3.32 宇宙線（荷電粒子）の CR-39 のエッチピット
(a) は上方から，(b) は側方からの顕微鏡写真[22]

性子との相互作用で α 粒子等の重荷電粒子を発生する物質（**コンバータ**）と組み合わせて使用される．それにより，中性子線に対する感度を上げて低線量域までの測定精度を確保することができる．また，広範なエネルギー領域の中性子線の測定が可能となる．その他の固体飛跡検出器の材質として，雲母，石英，ポリカーボネートなど絶縁性固体が使用されている．

(2)　蛍光飛跡検出器（fluorescent nuclear track detector）

粒子線照射後の素子を化学処理する必要がない飛跡検出法として蛍光飛跡検出器が開発された（図 3.33）[22]．炭素とマグネシウムを微量に添加した酸化アルミニウム単結晶（$Al_2O_3 : C, Mg$）に荷電粒子を照射し，イオン飛跡を蛍光として可視化する方式である．素子は，ルミネスバッジ（OSL 線量計）として個人線量計でも利用されている．三次元飛跡検出の原理を説明する．飛跡の周辺に形成される損傷（カラーセンター）は 620 nm の光を吸収して 750 nm の蛍光を発する．この蛍光を共焦点顕微鏡で三次元像にすることでイオントラックを可視化する．それにより，原子核乳剤のそれと同じ三次元情報を得ることができる．この素子は熱的に非常に安定で（600℃程度まで）フェーディングがなく，繰り返し読み出しが可能である．さらに高い温度でアニールすることにより，再利用が可能である．これを用いた粒子線検出では，1〜1,000 keV/μm のエネルギー損失をもつ粒子に対して応答が線形である．

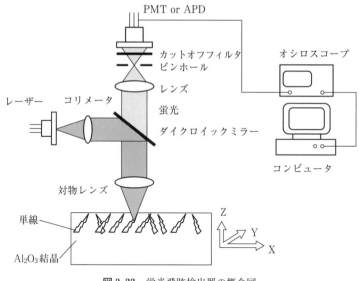

図3.33　蛍光飛跡検出器の概念図

3.6　核反応を利用した検出器

3.6.1　中性子測定

　中性子は電気的には中性であり，直接的には電離作用をもたない．このため，中性子と物質との衝突による反跳作用，核反応あるいは核分裂により放出される荷電粒子を検出することにより，間接的に中性子を測定する．中性子は，さまざまなエネルギー（または速度，温度）をもつものが存在する．そのため，エネルギーの違いにより中性子検出方法も異なる．エネルギーが低いほど，核による中性子捕獲断面積は大きくなる．つまり，断面積は速度に反比例して減少（**$1/v$ 法則**）するため，低エネルギー中性子は核反応を利用した検出が主流である．中性子の速度が上がるにつれて，原子核による吸収は起こりにくくなる代わりに，高速中性子程度の速度になると，水素原子核を跳ね飛ばす弾性散乱を起こすようになる．この現象を利用した検出器が，**中性子反跳検出器**である．表3.4に現在よく使用されている検出器とそのおよその適用エネルギー範囲を示す．この章では，核反応を利用した検出器について述べる．

表3.4　現在よく使用されている中性子検出器とそのおよその適用エネルギー範囲

中性子検出器名称	反応	動作原理	およその適用エネルギー範囲
BF$_3$ 比例計数管	$^{10}B(n,\alpha)^7Li$ 反応	荷電粒子による電離	0.025 eV〜0.8 eV
ロングカウンター	$^{10}B(n,\alpha)^7Li$ 反応	荷電粒子による電離	10 keV〜2 MeV
^{3}He 比例計数管	$^3He(n,p)^3H$ 反応	荷電粒子による電離	0.025 eV〜0.8 eV
反跳陽子比例計数管	$^1H(n,n)^1H$	反跳陽子法	100 keV〜2 MeV
核分裂計数管	$^{235}U(n,f)$	核分裂反応	0.025 eV〜0.8 eV
有機シンチレータ	$^1H(n,n)^1H$	反跳陽子法	500 keV〜100 MeV
^{6}Li$(n,\alpha)^3$H 反応	$^6Li(n,\alpha)^3H$ 反応	荷電粒子による電離	0.025 eV〜0.8 eV
放射化検出器(熱, 熱外中性子)	(n,γ)	中性子捕獲反応	0.025 eV〜0.8 eV
放射化検出器(高速中性子)	$(n,p), (n,\alpha)$ 等	しきい反応	1 MeV〜50 MeV
放射化検出器(高速中性子)	(n,sp)	核破砕反応	50 MeV〜500 MeV
飛行時間分析法		飛行時間分析法	0.025 eV〜50 MeV
飛跡検出器 CR39	$^1H(n,n)^1H$	反跳陽子法	100 keV〜10 MeV

(1)　BF$_3$ 比例計数管　(BF$_3$ proportional counter)

^{10}B$(n,\alpha)^7$Li 反応を利用した検出器である．比例計数管の充填ガスとして濃縮（約96％）した ^{10}B を BF$_3$ の化学形でアルゴンガスとともに封入する．^{10}B を使う理由は断面積が 3840 b ときわめて大きいためである．検出原理は，低速の中性子は ^{10}B と核反応し，α 粒子と ^{7}Li が生成される．α 粒子および ^{7}Li の荷電粒子による電離作用を利用して低速中性子を測定する．熱中性子領域では 90％程度の検出効率が得られるものもあるが，中性子エネルギーが大きくなるに従って検出効率は急激に低下する．BF$_3$ のガスの代わりに，比例計数管の内壁に ^{10}B の薄膜を塗布する検出器もある．中性子と γ 線が混在する中性子場では，比例計数管が γ 線にも有感であるため両者を計測することになるが，^{10}B$(n,\alpha)^7$Li（6％）および ^{10}B$(n,\alpha)^7$Li*（94％）[*1] の Q 値がそれぞれ 2.792 MeV および 2.310 MeV と大きいため γ 線事象による波高値に比べ中性子事象が大きいため波高弁別回路により中性子のみの**弁別計測**を行うことができる．

(2)　ロングカウンタ　(long counter)

^{10}B$(n,\alpha)^7$Li 反応を利用した検出器である．BF$_3$ 比例計数管は高速中性子に

＊1　^{7}Li* は ^{7}Li の励起状態

は感度が低い．そのため，高速中性子を測定するため，BF_3 比例計数管の周囲を減速材のパラフィンなどで包む．高速中性子は水素原子核と弾性散乱を起こし熱中性子まで減速され BF_3 比例計数管検出される．このようにパラフィンなどで包んだ構造をもつ計数管を**ロングカウンタ**と呼ぶ．このロングカウンタは，10 keV～数 MeV の中性子エネルギーの範囲において検出効率がほぼ一定の平坦なエネルギー特性をもつ．その検出効率は1％程度である．エネルギーに依存しない応答のため，ロングカウンタは**フラット応答検出器**とも呼ばれる．

(3) ^{3}He 比例計数管 （^{3}He proportional counter）

^{3}He (n, p) ^{3}H 反応を利用した検出器である．熱中性子測定を目的とした比例計数管で，^{3}He を充填ガスとして用いている．熱中性子に対して ^{3}He（5330 b）は ^{10}Be（3840 b）より大きな反応断面積をもつので，より高い検出効率が得られる．中性子エネルギーが高くなるにつれ，パルスには ^{3}He (n, n) ^{3}He による反跳 ^{3}He からのパルスも含まれるようになる．検出原理は，低速の中性子は ^{3}He と核反応し，p と ^{3}He が生成される．p および ^{3}He の荷電粒子による電離作用を利用して低速中性子を測定する．断面積は速度に反比例して減少するため，中性子のエネルギーが高くなるに伴い感度は低下する．中性子エネルギーを得るためには**多減速材付 ^{3}He 中性子検出器（ボナー球スペクトロメータ）**を用いる．減速材の厚さをいくつか変えて測定し，この応答関数の違いを利用した **unfolding の手法**でエネルギースペクトルを得る．

(4) ^{6}Li (n, α) ^{3}H 反応シンチレータ

^{6}Li (n, α) ^{3}H 反応を利用したシンチレータ検出器である．^{6}Li は存在比が7.59％である．反応で生じる α 粒子と ^{3}H はともに励起状態になることはなく，反応によりガンマ線を放出しない．反応の Q 値は 4.78 MeV と大きく，熱中性子吸収断面積は 940 b と大きいためシンチレータに混合させて中性子有感物質として用いられる．生成荷電粒子であるアルファ粒子と ^{3}H の ^{6}Li 中での飛程はそれぞれ，数十ミクロンおよび数ミクロン程度である．中性子の検出に用いられる無機シンチレータとしては ^{6}LiI (Eu)，^{6}Li-ZnS (Ag)，^{6}Li$_2$O (Ce)がある．^{6}Li ガラスシンチレータはガンマ線に対する感度が低く，低エネルギーで検出効率が大きいので中速中性子の検出器として広く使われている．

(5) 反跳陽子比例計数管 (recoil proton proportional counter)

構造は金属の円筒の中心に細い芯線を張り，円筒と芯線の間に電圧をかけるようになっている．計数管ガスには最も軽い水素ガス（H_2）やメタンガス（CH_4）などが使われる．入射中性子が水素原子核に衝突すると，そのエネルギーにより水素原子核（陽子）が反跳される．電荷をもつ反跳陽子はガス中を走り水素原子を電離する．この電離作用により電極から電気信号が取り出せる．中性子による反跳陽子に比べて，γ線による二次電子の飛程ははるかに長く，検出器中で吸収されるエネルギーも小さい．そのため，反跳陽子の出力パルスより二次電子の出力パルスは波高が低く，波高弁別により中性子とγ線の弁別ができる．波高弁別により，測定できる中性子のエネルギー範囲は100 keVから2 MeV程度である．測定原理は有機シンチレータと同じく$H(n, n)$反応を用いているが，水素を含むガス検出器である点が異なっている．

(6) 核分裂計数管 (fission counter)

核分裂計数管の構造は，同軸型比例計数管である．円筒器壁の陰極に^{235}Uの酸化物U_3O_8が塗布されている．電離ガスとしてArやHeガスが封入されている．中性子によって^{235}Uが核分裂（断面積583b）を起こし，それによって生じた核分裂片（核分裂放出エネルギー：$\sim$200 MeV）の電離作用によってパルス信号を得る．^{235}Uは半減期7.038×10^8年でα壊変し測定では問題となる．しかし，α粒子の飛程は核分裂片よりも長いので，電極間隔を狭くして，これを回避することができる．また，γ線混合場での測定において，γ線信号と核分裂片による信号とのエネルギー差が大きいため，波高値が大きく異なり弁別が容易である．

(7) レムカウンタ (rem counter)

BF_3比例計数管，^{3}He比例計数管，^{6}Liシンチレータなどの熱中性子検出器部を厚さ10 cm程度の球形ポリエチレン減速材で覆ったものである．検出器のエネルギー特性を1 cm線量当量換算係数に合わせてあり，線量当量率の直読が可能である．

3.6.2 放射化検出器 (activation detector)

放射化検出器とは，中性子，荷電粒子，γ線などさまざまな放射線との核反

応により物質が放射化され，壊変で放出されるガンマ線などを測定する検出器システムである．この章では中性子，γ線を用いた方法について述べる．中性子放射化検出器は反応断面積の大きい元素を用いて線量計として利用するが，光量子放射化分析法は物質中にある超微量元素の定量に用いられることが多い．

(1)　中性子放射化検出器（neutron activation detector）

放射化検出器は中性子束等の中性子場の特性を把握する有力な測定方法である．中性子照射によって核反応を起こし，生成された放射性核種からのγ線等を測定し，中性子フルエンス率が求められる．放射化に用いる物質は，箔やワイヤなどの形状が多い．中性子の測定での特徴は，① 絶対値が比較的高い精度で求められる，② 測定素子を小さく置く場所の制約が少ない，③ γ線に対し不感な核反応が多い，④ 放射化によるγ線は Ge 検出器や NaI(Tl) 検出器で容易に測定可能である，などである．核反応は (n, γ)，(n, f)，(n, p)，(n, α)などの反応が利用される．(n, γ) 反応を利用した非しきい放射化検出器は，熱中性子を中心とした低エネルギー中性子に感度が高い．しきい放射化検出器では，しきい値以上のエネルギーをもつ速中性子を測定するので積分的な測定が

表 3.5　(n, γ) 反応を用いた放射化法に用いる元素の詳細[23)]

標的核種	存在比	熱中性子吸収断面積 σ[b]	生成核種	生成核の半減期	主なγ線エネルギー [keV]および放出比 [%]
^{23}Na	1.00	0.531	^{24}Na	14.96 h	1369(100),2754(100)
^{55}Mn	1.00	13.28	^{56}Mn	2.5789 h	847(99),1811(27),2113(14)
^{59}Co	1.00	37.21	^{60}Co	5.27 y	1173(100),1332(100)
			^{60m}Co	10.47 m	
^{63}Cu	0.69	4.507	^{64}Cu	12.700 h	1346(0.47)
^{65}Cu	0.39	2.169	^{66}Cu	5.120 m	833(0.22),1039(9.2)
^{113}In	0.0429	12.09	^{114}In	71.9 s	190(15.6),558(3.2),725(3.2)
			^{114m}In	49.51 d	
^{115}In	0.9571	301.2	^{116m}In	54.29 m	138(3.3),417(27.7),819(11.5),1097(56.2),1294(84.4),1507(10.0),1.754(2.5),2112(15.5)
^{197}Au	1.00	98.65	^{198}Au	2.695 d	412(95.6),676(0.8),1088(0.16)

表 3.6　しきい反応を用いた放射化法に用いる主な元素の詳細[23]（しきい値は文献 24）で計算）

核反応	同位体存在比	14 MeV 中性子反応断面積 [mb]	しきい値[24] [MeV]	生成核半減期	主な γ 線エネルギー [keV] および放出比 [%]
^{23}Na (n, p) ^{23}Ne	1.00	43	3.8	37.6 s	439(100)
^{23}Na (n, α) ^{20}F	1.00	150	4.0	11.0 s	1633(100)
^{24}Mg (n, p) ^{24}Na	0.79	190	4.9	15.02 h	1370(100)
^{25}Mg (n, p) ^{25}Na	0.10	44	3.2	60 s	391(13) , 586(13)
^{26}Mg (n, p) ^{26}Na	0.11	27	8.9	1.00 s	1809(100)
^{26}Mg (n, α) ^{23}Ne	0.11	77	5.6	37.6 s	439(33)
^{27}Al (n, p) ^{27}Mg	1.00	75	1.9	9.45 m	844(72) , 1014(28)
^{27}Al (n, α) ^{24}Na	1.00	116	3.2	15.02 h	1370(100)
^{28}Si (n, p) ^{28}Al	0.92	230	4.0	2.246 m	1779(100)
^{29}Si (n, p) ^{29}Al	0.047	120	3.0	6.52 m	1273(91) , 2426(5.5)
^{30}Si (n, α) ^{27}Mg	0.031	70	4.3	9.45 m	844(72) , 1014(28)
^{56}Fe (n, p) ^{56}Mn	0.917	103	3.0	2.582 h	847(99) , 1811(30)
^{57}Fe (n, p) ^{57}Mn	0.0219	75	1.9	1.59 m	122(9.5) , 692(2.7)

できる．放射化検出器に使用する元素の反応断面積は ^{3}He や ^{10}B の断面積に比べきわめて小さいため，中性子フルエンス率が 10^6 cm^{-2}·s^{-1} 以上の必要である．数 10 MeV 以上の高エネルギー中性子の検出には核破砕反応が利用される．表 3.5 に（n, γ）反応を用いた放射化法に用いる元素の詳細[23]，表 3.6 にしきい反応を用いた放射化法に用いる元素の詳細を示す[23,24]．

放射化に用いる元素の原子量 M [g]，その物質の質量を W [g]，アボガドロ数を N_A（$=6.02 \times 10^{23}$），放射化に用いる核種の同位体存在比を P，照射時間を t [s]，生成核の半減期を T [s]，照射終了直後における生成核種の放射能を A [Bq]，中性子フルエンス率 $\dot{\Phi}$ [cm^{-2} s^{-1}] とすると，それらは，次の式で関係が示される．

$$A = \frac{\dot{\Phi} \sigma N_A W P}{M\left(1 - e^{\frac{-0.693t}{T}}\right)} \tag{3.17}$$

また，$t/T \ll 1$ のときには

$$A = \frac{0.693 \, t \, \dot{\Phi} \sigma N_A W P}{MT} \tag{3.18}$$

となる．以上の関係式から中性子フルエンス率を求めることができる．^{197}Au の場合には，図 3.34 に示すように熱外中性子領域である〜5 eV 付近に大きな

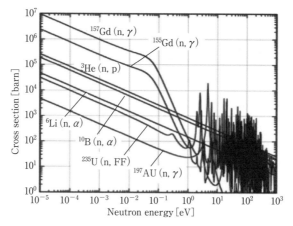

図3.34 核反応を利用した検出器に利用される元素の反応断面積[25]

断面積をもつ共鳴領域が存在する．この存在は熱中性子のフルエンス率測定に影響を与える．そこで，その領域以下のエネルギーに大きな断面積をもつカドミウムをフィルタとして用いる．2つの[197]Au 素子を用意し，片方はフィルタなし，残りはフィルタを装着し，2つを同時に照射する．得られた両者の放射能比をカドミウム比と呼び，この比を用いてこの影響を補正する．放射化に用いる核種 [197]Au は吸収断面積 98.65 b が大きく，生成核 [198]Au は半減期 2.695 d，放出ガンマ線エネルギー 412 keV，放出比 95.6%であるため，放射化分析には最適な核種である．

(2) 光量子放射化法（photon activation method）

光子による原子核との反応を光核反応という．光核反応は，光子の波長が原子核の大きさ程度では，双極子共鳴によって光子エネルギーを吸収する核反応である．Q値が負，つまり，核反応が起こるエネルギーはしきい（閾）値があるため，光子エネルギーは 10 MeV〜20 MeV 程度が必要である．この光反応後，原子核から中性子や陽子が放出される．この光核反応で生成する放射化核種からの放射線を測定し，標的元素を同定する方法である．放射化には，(γ, n)反応が最も多く利用される．γ線の光源は，電子加速器で電子を加速し白金などの重金属に照射して発生する制動放射線である．光量子放射化分析の特徴は，高エネルギー光子は物質中の透過性が大きいので，試料全体を放射化でき

ることである．光核反応は原子番号が大きくなるにつれて系統的に増加する．

3.7 その他の計測器

3.7.1 ファラデーカップ（Faraday cup）

ファラデーカップは，金属製のカップで，帯電した粒子を真空中で捕捉する装置である（図3.35）．ファラデーカップは，マイケル・ファラデーに因んで名づけられた．作動原理について説明する．イオンや電子などの電荷をもった荷電粒子がカップ状の金属に当たると，金属には電荷が貯まる．このとき，金属に微小電流計を接続しておくと，電流計には入射した荷電粒子の数に応じた電流が流れる．これにより，ファラデーカップに入射した荷電粒子の単位時間当たりの数 N を決定できる．**ファラデーゲージ**ともいわれ，加速器等でイオンビームを直接電流として計測するための最も基本的な検出器である．金属製の片側に底板をもった円筒形状の構造が多い．計測方法としては，直接微小電流計とつないで用いて行われる．荷電粒子がカップの底板に当たると二次電子や二次イオンを生成する．多くの場合，問題となる二次電子は金属表面から放出される．それらがファラデーカップ外に脱出すれば正確な電流を測定したことにはならない．二次電子がカップから出ていかないように，① カップの円筒部を長くする（開口直径と長さの比が10倍程度），② カップ入り口に負電極（−100 V 程度）を設けて押し戻す．荷電粒子のような高エネルギービームになると，ビームがカップ底板を突き抜ける．そのため，飛程を考慮しビームを止めるだけの十分な厚さが必要である．また，重い金属ほどビームが当たった場合の誘導放射能が大きいため，金属材質の選択に注意が必要である．

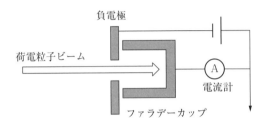

図3.35 ファラデーカップの概念図

3.7.2　チェレンコフカウンタ（Cherenkov counter）によるニュートリノ検出

　チェレンコフ効果とは，高エネルギーの荷電粒子が透明な物質（屈折率 n の誘電体）を通過する際（$\beta > 1/n$）際に，その粒子による電磁場によって物質中の原子・分子が分極して励起状態となり，その後元の安定状態に戻る際に光を放出する現象である．この光をチェレンコフ放射光または単にチェレンコフ光と呼ぶ．入射荷電粒子に対して放射光の放出される角度（チェレンコフ角）を θ とすると

$$\cos\theta = \frac{1}{n\beta} \tag{3.19}$$

を満足する角度に円錐状に広がるリング状の強い光となる．この光を利用した検出器を**チェレンコフカウンタ**という．チェレンコフカウンタは高エネルギー荷電粒子の検出に用いられる．また，チェレンコフ光を光電子増倍管により電気パルスに変換し検出する．

　これまでに開発されたチェレンコフカウンタは，次の4つである[19]．

① 荷電粒子のチェレンコフ放射を発生させる速度 β 以上の粒子を選択する積分型カウンタ

② 荷電粒子の速度 β を測定する微分型カウンタ

③ 電子，光子の全エネルギーを測定する全エネルギー吸収カウンタ

④ チェレンコフ光のリングを観測して荷電粒子を測定する方法（Ring imaging Cherenkov detector）

　全エネルギー吸収カウンタを説明する．高エネルギーの入射電子や光子が誘電体内で電磁シャワーを起こす構造にすると，発生する二次電子の数が入射するエネルギーに比例することから，入射電子や入射光子の全エネルギーを測定する検出器となる．全エネルギー吸収カウンタの誘電体として使用される物質は，鉛ガラス，NaI（Tl），液体シンチレータなどがある．Ring imaging Cherenkov detector は，小柴昌俊東京大学名誉教授の宇宙ニュートリノの検出研究でノーベル賞の受賞に繋がったカミオカンデの原理である．スーパーカミオカンデ構造（図3.36）は，約13,000本の光電子増倍管を壁面に備えた円筒容器（直径39.3 m，高さ41.4 m）内に5万トンの純水を蓄えた装置であ

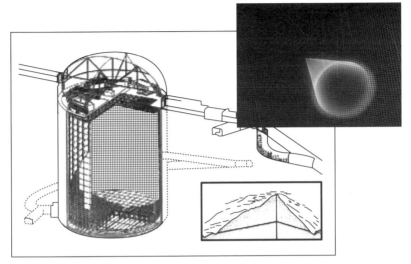

図 3.36 スーパーカミオカンデ構造とリング状チェレンコフ光

る[26]．装置は地下 1000 メートルの場所に置かれ，観測の邪魔になる宇宙線が地上の約 10 万分の 1 にまで軽減されている．水に不純物があると透過率の悪さや光の散乱の原因となり，チェレンコフ光の伝搬に大きな影響がある．また，ラドンなどの放射性物質の混入は低エネルギー事象のバックグラウンドになる．坑道内の空気には岩盤から放出されるラドンが高濃度で含まれるが，超純水を使用することで，比抵抗がおよそ $18.20\,\mathrm{M\Omega\,cm}$ であり，超純水中のラドンの含有率は $2\,\mathrm{mBq/m^3}$ 程度が得られる．荷電粒子によって生じた円錐状に伝搬する放射光は，器壁の光電子増倍管群にリング状に観測される．ミューオンは，それ自身の 1 つの粒子がリングの生成に関与するので，輪郭が明瞭なリングを作り出す．一方，電子や光子は電磁シャワーを作り，入射方向と同じ方向に進む電子や陽電子がそれぞれリング生成するので輪郭のぼやけたリングが観測される．リングを解析することで粒子識別を行う．

3.7.3 飛行時間分析法（time of flight（TOF）method）

中性子の飛行時間を測定して，中性子エネルギーを求める方法である．この方法には中性子がパルス状であることと，非相対論的な取り扱いができるエネ

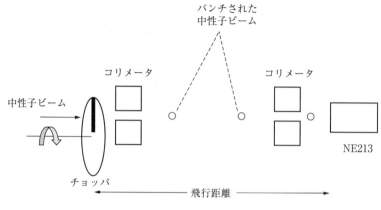

図 3.37 飛行時間分析法の概念図

ルギー領域であることが重要である．中性子ビーム飛行径路の途中に中性子吸収材回転翼などの機械的に出し入れするチョッパーを置き，ビームをバンチする．チョッパーからの信号をスタート信号とストップ信号とし飛行時間を得る（図 3.37）．中性子検出器としては，NE 213 などの有機シンチレータがよく使われる．中性子検出器からの信号では，nγ 弁別回路を用いて中性信号をのみを取り出す必要がある．精度の高い中性子エネルギー測定には，回路系時間分解能が重要である．エネルギーが高くなり高速中性子領域になると，中性子パルスビームの時間幅が影響し中性子エネルギー測定の精度が悪くなる．飛行時間を長くとるほど精度がよくなるので，TOF 測定には長い飛行距離が必要である．また，散乱中性子が影響するので，結局広い空間が必要となる．また，装置の時間分解能はナノ秒（10^{-9} t）程度が必要である．

3.8　測定値の統計処理

　放射性壊変はランダムな現象であり，また，その際に放出される放射線はエネルギー量子としてひとつひとつ計数することができる．また，一般的に，放射線と物質との相互作用は，確率的な現象である．したがって，放射線検出器で測定される事象は，統計的な揺らぎを伴う．そこで，測定結果を適正に処理して放射線の特性を正しく把握するには，確率や統計の知識が不可欠となる．

ここでは，測定データの統計処理で必要となる基礎事項を説明する．

3.8.1 測定データの特性の表し方

半減期が十分に長い放射性同位元素の線源を，ある放射線検出器で一定時間計数することを考えよう．線源と検出器の幾何学的配置を固定しておいて，この測定を N 回繰り返したところ，次のような N 個の整数値が得られたとする．

$$x_1, x_2, x_3 \cdots\cdots x_i \cdots\cdots x_N$$

これらの数値は，互いにある程度似かよってはいるが，まったく同じではなく，次式で与えられる実験平均値 $\overline{x_e}$ の周りにばらついているはずである．

$$\overline{x_e} = \frac{\sum_{i=1}^{N} x_i}{N} \tag{3.20}$$

ある値 x をとる回数 $f(x)$ は頻度（frequency）と呼ばれ，$f(x)$ を測定回数 N で規格化した $F(x)=f(x)/N$ により頻度分布関数 $F(x)$ が定義され，次の関係を満たす．

$$\sum_{x=0}^{\infty} F(x) = 1 \tag{3.21}$$

$F(x)$ を用いると，実験平均値 $\overline{x_e}$ は

$$\overline{x_e} = \sum_{x=0}^{\infty} x F(x) \tag{3.22}$$

と表される．$F(x)$ は，データが $\overline{x}_e$ の周りにどの程度ばらついているかの情報を含んでいる．ここで各データの $\overline{x}_e$ からのずれを残差 d_i（residual）として

$$d_i = x_i - \overline{x}_e \tag{3.23}$$

とすると，$\sum_{i=1}^{N} d_i = 0$ となることは明らかである．次に，各データの真の平均値 $\overline{x}$ からのずれを偏差 ε_i（deviation）と定義して次式で表す．

$$\varepsilon_i = x_i - \overline{x} \tag{3.24}$$

ここで，偏差 ε_i の自乗平均値として，標本分散 s^2 を定義する．すなわち

$$s^2 \equiv \overline{\varepsilon^2} = \frac{1}{N} \sum_{i=1}^{N} (x_i - \overline{x})^2 \tag{3.25}$$

標本分散 s^2 は元のデータのばらつき具合の程度を示す．**標本標準偏差** σ は $\sigma = \sqrt{s^2}$ で与えられる．

　ところで，式（3.25）で標本分散を求めるのに偏差 ε_i を用いたが，実際には無限回の測定はできないので真の平均値 $\overline{x}$ は厳密には知りようがない．そこで現実的には，実験平均値 $\overline{x_e}$ を採用し，偏差の代わりに残差を使うのがよい．しかし，$\overline{x_e}$ は N 個の実験値から求めたので，N 個の実験値と独立ではなく相関がある．このため，式（3.25）の $\overline{x}$ をそのまま $\overline{x_e}$ に置き換えるのでは，自由度の数が合わなくなるので妥当ではない．そこで，$\overline{x_e}$ を用いる際には，次式を用いるべきである．

$$s^2 \equiv \overline{\varepsilon^2} = \frac{1}{N-1} \sum_{i=1}^{N} (x_i - \overline{x_e})^2 \tag{3.26}$$

式（3.25）では，偏差の自乗和を N で割っているのに対し，式（3.26）では $N-1$ で割っている．この差は，標本数 N の値が小さいときに問題になる．実際問題としては，標本数 N が大きいときには，両者はほぼ等しくなり，標本分散は，残差または偏差の自乗平均と考えてよい．

　式（3.25）より標本分散は $(x_i - \overline{x})^2$ の平均なので，頻度分布関数 $F(x)$ を用いて

$$s^2 = \sum_{x=0}^{\infty} (x - \overline{x})^2 \cdot F(x) \tag{3.27}$$

と表すことができる．これを展開して，よく知られた次の関係式が得られる．

$$s^2 = \overline{x^2} - (\overline{x})^2 \tag{3.28}$$

3.8.2　統計モデル

　ある条件下で多数回の測定を繰り返して得られる統計的事象の頻度分布は確率分布関数と呼ばれる，適当な統計モデルで記述されることが知られている．また，この統計モデルを用いて，これから行う測定の結果を予測することも可能となる．ここでは，代表的な統計モデルである「2項分布（binominal distribution）」，「ポアソン分布（Poisson distribution）」，「ガウス分布（Gaussian distribution）」について述べる．

（1）　2項分布

　2項分布は，ここで取り扱う統計モデルの中で最も一般的なもので，ある事象が起こる場合 A（当たり）と起こらない場合 B（はずれ）についての確率

の議論に適用できる．1回の試行当たり A か B かのどちらかが起こるので，A の起こる確率を p とすると，B の起こる確率は $1-p$ となる．この試行を n 回繰り返して行う場合，A（当たり）がちょうど x 回起こる確率は次式で与えられ，$P_B(x;n,p)$ は2項分布の確率分布関数である．

$$P_B(x;n,p)=\frac{n!}{(n-x)!\,x!}\,p^x(1-p)^{n-x} \tag{3.29}$$

x は整数であり2項分布は離散的である．また，2項分布は正規化されており，次式が成り立つ．

$$\sum_{x=0}^{n} P_B(x;n,p)=1 \tag{3.30}$$

分布の平均値 μ は次式で計算できる．

$$\mu=\sum_{x=0}^{n} x\cdot P_B(x;n,p)=np \tag{3.31}$$

つまり，試行回数 n と A（当たり）となる確率 p の積をとることにより当たりとなる平均値が計算できる．式（3.26）の標本分散と同様に，2項分布の予想分散 σ^2 は偏差の自乗平均として次式で定義され計算できる．

$$\sigma^2\equiv\sum_{x=0}^{n}(x-\mu)^2\cdot P_B(x;n,p)=np(1-p) \tag{3.32}$$

これは，統計モデルによって予想される平均値の周りのばらつき具合を表しており，σ^2 は普通，単に分散と呼ばれている．$\mu=np$ なので式（3.32）は，$\sigma^2=\mu(1-p)$ と書き直すことができ，平方根をとることにより標準偏差 σ は

$$\sigma=\sqrt{\mu(1-p)} \tag{3.33}$$

となる．

例として，コインを投げて，表が出る事象を当たりとする試行を10回繰り返す場合を考えよう．10回のうち，当たりとなるコインの個数を x とする．試行回数 $n=10$，1回の試行で当たりとなる確率 $p=0.5$ なので，式（3.29）より

$$P_B(x;10,0.5)=\frac{10!}{(10-x)!\,x!}(0.5)^{10} \tag{3.34}$$

となる．また，平均値は式（3.32）より $\mu=5$，分散と標準偏差は式（3.32），（3.33）より $\sigma^2=2.5$，$\sigma=\sqrt{2.5}=1.58$ となる．このときの2項分布を図3.38

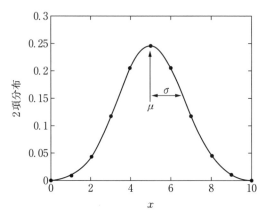

図3.38　確率 $p=0.5$, $\mu=5$ のときの2項分布

に示す.

(2)　ポアソン分布

ポアソン分布は，起こる確率が小さくて一定であるような事象に適用できるものである．2項分布 $P_B(x;n,p)$ において，平均値 $\mu=np$ の値を一定に保ちながら，$n\to\infty$, $p\to 0$ とすれば，2項分布は次に示すポアソン分布 $P_P(x;\mu)$ に移行する．すなわち

$$P_P(x;\mu)=\frac{\mu^x}{x!}e^{-\mu} \tag{3.35}$$

ポアソン分布の確率分布関数は，ただ1つのパラメータ平均値 μ のみで決まることに注意してほしい.

ポアソン分布も規格化されており，次式が成り立つ.

$$\sum_{x=0}^{n} P_P(x;\mu)=1 \tag{3.36}$$

また，平均値 μ は，2項分布のときと同様に次式により求められる.

$$\mu=\sum_{x=0}^{n} x\cdot P_P(x;\mu)=np \tag{3.37}$$

ポアソン分布の分散 σ^2 は，偏差の自乗平均として求められ

$$\sigma^2\equiv\sum_{x=0}^{n} (x-\mu)^2\cdot P_P(x;\mu)=np \tag{3.38}$$

となる．式 (3.37), (3.38) から，ポアソン分布の分散 σ^2 と平均値 μ は等し

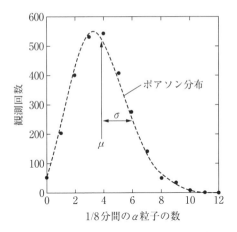

図 3.39 ^{210}Po の α 壊変の頻度の統計的な揺らぎ
（文献 27）の図 98 より）

くなることがわかる．すなわち

$$\sigma^2 = \mu \tag{3.39}$$

である．標準偏差は，分散の平方根にちょうど等しいので次の関係が得られる．

$$\sigma = \sqrt{\mu} \tag{3.40}$$

　例として，Rutherford 等による有名な測定結果（1910）をあげよう[27]．彼らは，^{210}Po から放出される α 粒子を 1/8 分の間観測することを繰り返し，観測された回数の頻度分布を求めた．平均観測回数 μ はおよそ 3.8 回であったので

$$P_P(x;3.8) = \frac{3.8^x}{x!} e^{-3.8} \tag{3.41}$$

というポアソン分布に従うはずである．この分布に総観測回数（約 2646 回）を乗じた分布を測定結果とともに図 3.39 に示す．標準偏差は $\sigma = \sqrt{3.8} = 1.95$ となる．

(3) ガウス分布（正規分布）

　ポアソン分布で，平均値 μ が大きくなり，およそ 25 あるいは 30 以上となると，平均値の周りにほぼ対照の分布となり，**ガウス分布（正規分布）**で近似することが可能となる．2 項分布，ポアソン分布が離散型の分布であったのに対して，ガウス分布は連続型確率変数に適用することができる．ガウス分布は，試行回数 n を無限にしたときの 2 項分布の極限として導出でき，次式で

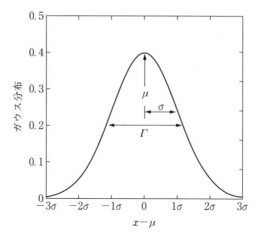

図 3.40　ガウス分布の平均値 μ, 標準偏差 σ, 半値幅 Γ の関係

与えられる.

$$P_G(x;\mu,\sigma)=\frac{1}{\sigma\sqrt{2\pi}}\exp\left\{-\frac{1}{2}\left(\frac{x-\mu}{\sigma}\right)^2\right\} \tag{3.42}$$

ガウス分布は,平均値 μ と標準偏差 σ の 2 つのパラメータによって特徴づけられる確率分布であり,平均値の周りに左右対称の分布を示す.式（3.42）からわかるように,この形状は e^{-x^2} という関数に由来していることに注意してほしい.$1/\sigma\sqrt{2\pi}$ は規格化のための定数であり

$$\int_{-\infty}^{\infty}\exp\left\{-\frac{1}{2}\left(\frac{x-\mu}{\sigma}\right)^2\right\}=\sigma\sqrt{2\pi} \tag{3.43}$$

の関係より,ガウス分布が全空間で規格化されていることがわかる.

　平均値 μ と標準偏差 σ をもつガウス分布の曲線の例を図 3.40 に示す.同図に示されている Γ は,ガウス分布曲線上の値が頂点の値の半分になるときの曲線の幅を示し,**半値幅**（あるいは半値全幅）FWHM（full width at half maximum）と呼ばれる.半値幅と標準偏差の間には,式（3.42）から

$$\Gamma=2\sqrt{2\ln 2}\;\sigma=2.355\,\sigma \tag{3.44}$$

の関係がある.図 3.41 に示すように $x=\mu-\sigma$ から $x=\mu+\sigma$ までのガウス分布の面積は,$x=\mu\pm\sigma$ にある確率であり 68.3％ である.同様に,$x=\mu\pm2\sigma$,$x=\mu\pm3\sigma$ にある確率は,それぞれ 95.5％,99.7％ となる.

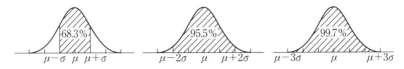

図 3.41　ガウス分布で $x=\mu\pm\sigma$，$\mu\pm2\sigma$，$\mu\pm3\sigma$ の領域にある確率

3.8.3　誤差（不確かさ）の伝播

(1)　誤差（不確かさ）の種類と表し方

　誤差（error）および**不確かさ**（uncertainty）は，一般的に測定値の真値からのずれを表す言葉であり，データの精度を表すのに用いられる．実際には，真値からのずれで定義される誤差は通常は未知なので，真値がある確率でその区間に入っている幅で不確かさを定義し，測定値に不確かさを付して表すことになる．たとえば，データが平均値の周りにガウス分布していることを仮定し，±1 標準偏差の範囲に入る確率 68.3% で真値を含むという意味で，計測値 N の不確かさ σ を用いて $N\pm\sigma$ と表記することが多い．

　不確かさには，「系統的な不確かさ」と「統計的な不確かさ」がある．「系統的な不確かさ」は，同じ要因が個々の繰り返し測定に影響する場合に生ずる不確かさである．たとえば，機器の不具合や，妥当でない評価方法により「系統的な不確かさ」が発生する．この場合，繰り返し測定しても結果が改善することはなく，系統的要因が影響している不確かさを推定するには，他の方法が必要となる．「統計的な不確かさ」は，偶然誤差とも呼ばれ，測定を繰り返したときにランダムに異なった結果が生じることに由来する．この場合，できるだけ測定回数を増やして平均を求めれば，より正確な推定値が得られる．一般的に，放射線計測のデータ処理で評価の対象とするのは，「統計的な不確かさ」である．

(2)　誤差の伝播

　本来，不確かさと誤差は厳密に区別して用いるべきものだが．以下，簡単のため不確かさと誤差をほぼ同義と見なし，放射線計測（主として計数実験）で得られた統計的な誤差を含むデータの取り扱いについて述べる．

　これまで議論してきた分布は，計数実験で得られた生のデータを表してき

た．1回の測定で生データとして N カウントが得られたとする．これを多数回繰り返した場合にガウス分布をすると仮定すると，たった1回の測定から得られるその平均値 μ の最良の推定値は N なので，期待される標本分散は N に等しい．したがって，標本標準偏差 $\sigma=\sqrt{N}$ が誤差となる．すなわち，$N\pm\sqrt{N}$ である．

　実際には，生データの和や差をとったり，その他の演算を施すことが必要となる場合がある[30]．もし，$x, y, z, \cdots\cdots$ が直接測定された計数値またはそれに関係する変数であり，それらに対する $\sigma_x, \sigma_y, \sigma_z, \cdots\cdots$ が既知であれば，これらの計数値から導かれた任意の量 u に対する標準偏差 σ_u は次式によって計算される．

$$\sigma_u^2=\left(\frac{\partial u}{\partial x}\right)^2\sigma_x^2+\left(\frac{\partial u}{\partial y}\right)^2\sigma_y^2+\left(\frac{\partial u}{\partial z}\right)^2\sigma_z^2 + \cdots\cdots \tag{3.45}$$

ここで，$u=u(x, y, z, \cdots\cdots)$ は導かれた量を示している．この式は，**誤差伝播式**として一般に知られていて，ほとんどすべての放射線測定の際に適用できる．ただし，変数 $x, y, z, \cdots\cdots$ は相関効果を避けるため互いに独立であるように選ばれねばならない．

a. 和または差の場合

　測定データの和または差 $u=x\pm y$ を計算したときの誤差 σ_u は，式 (3.45) より

$$\sigma_u=\sqrt{\left(\frac{\partial u}{\partial x}\right)^2\sigma_x^2+\left(\frac{\partial u}{\partial y}\right)^2\sigma_y^2}=\sqrt{\sigma_x^2+\sigma_y^2} \tag{3.46}$$

となり，和と差を計算したときの誤差は同じ値になる．例として，同じ計数時間で，全計数 $x=1020$ カウント，バックグラウンド計数 $y=250$ カウントを得たとする．正味の計数は $u=770$ カウントで，$\sigma_x=\sqrt{x}=\sqrt{1020}$，$\sigma_y=\sqrt{y}=\sqrt{250}$，したがって $\sigma_u=\sqrt{\sigma_x^2+\sigma_y^2}=\sqrt{x+y}=\sqrt{1270}=35.6$ となる．この結果，1標準偏差の $\pm$ をとって，正味の計数 $u=770\pm35.6$ と書く．

b. 定数との積または定数による割り算の場合

　A を定数として，$u=Ax$ とするとその誤差 σ_u は，式 (3.45) より

$$\sigma_u=\sqrt{\left(\frac{\partial u}{\partial x}\right)^2\sigma_x^2}=A\sigma_x \tag{3.47}$$

となる．同様に．B を定数として，$v=x/B$ とするとその誤差 σ_v は

$$\sigma_v=\sqrt{\left(\frac{\partial v}{\partial x}\right)^2\sigma_x^2}=\frac{\sigma_x}{B} \tag{3.48}$$

となる．放射線計測では，時刻測定の誤差は，統計的な揺らぎを含まないので，通常定数と見なす．たとえば，2 分間の測定で 100 カウントの計数値が得られた場合の計数率は，$100/2\pm\sqrt{100}/2=100/2\pm10/2=50\pm5$ [cpm] となる．

c.　積または割り算の場合

$u=xy$ あるいは $v=x/y$，それぞれの誤差を σ_u, σ_v とすると，式（3.45）より

$$\left(\frac{\sigma_u}{u}\right)^2=\left(\frac{\sigma_x}{x}\right)^2+\left(\frac{\sigma_y}{y}\right)^2 \tag{3.49}$$

$$\left(\frac{\sigma_v}{v}\right)^2=\left(\frac{\sigma_x}{x}\right)^2+\left(\frac{\sigma_y}{y}\right)^2 \tag{3.50}$$

が得られる．つまり，$u=xy$ や $v=x/y$ の誤差を計算する場合は，相対誤差の自乗が，x と y の相対誤差の自乗の和となることに注意すればよい．

3.8.4　最小検出可能放射の限界

放射能の最小検出可能レベルは多数の因子に依存しているが，主に測定者が主観的に決める許容最大誤差 f で決まり，さらに，バックグラウンド，測定時間等に応じて最小許容計数率 $r_{\min}$ が得られる[29]．許容最大誤差 f についての一般的な法則はないが，正味計数率 r とその誤差 σ_r に対して，通常

$$\sigma_r\leq fr \quad (f<1) \tag{3.51}$$

という束縛条件を満たす測定結果だけが受け入れられる．この場合には次のようにして最小許容計数率 $r_{\min}$ すなわち最小検出可能計数率が求められる．いま，計数装置が一定で既知のバックグラウンド $b\pm\sigma_b$ [cpm] を示しているとする．また，試料の計数時間を T 分とする．グロスの計数値を G とすると，式（3.50）は

$$\sqrt{\frac{G}{T^2}+\sigma_b^2}\leq fr \tag{3.52}$$

となる．グロスの計数値 G は $G=(r+b)T$ なので，この値を式（3.46）に代入した後，正味計数率 r について解くと

$$r \geq \frac{1+\sqrt{1+4f^2bT+4f^2T^2\sigma_b^2}}{2f^2T} \tag{3.53}$$

の関係が得られる．式（3.53）は，許容最大誤差 $f=\sigma_r/r$ を満たす最小許容計数率 $r_{\min}$ を与える．

演習問題

3.1 放射線の電離作用を直接利用するのはどれか．

1. Ge 半導体検出器　　2. 金箔しきい検出器　　3. 蛍光ガラス線量計

4. チェレンコフ検出器　　5. CsI₂Tl₄ シンチレーション検出器

3.2 印加電圧の変化に対して収集イオン数の変化が小さい領域はどれか．

1. 電離箱領域　　2. 再結合領域　　3. GM 計数管領域

4. 比例計数管領域　　5. ビルドアップ領域

3.3 電離箱線量計について正しいのはどれか．2つ選べ．

1. 一定強度の X 線照射では気圧が高くなると電離電荷は増加する．

2. 一定強度の X 線照射では気温が高くなると電離電荷は増加する．

3. 平行平板形電離箱は円筒形電離箱に比べて一般的に極性効果が小さい．

4. パルス当たりの線量率が高くなるほどイオン再結合の割合は減少する．

5. 同じ線量率では連続放射線はパルス放射線に比べてイオン再結合損失が少ない．

3.4 GM 計数管で正しいのはどれか．2つ選べ．

1. β 線の検出が可能である．

2. 放射線エネルギーの分析が可能である．

3. 分解時間内に入射してきた放射線が計数される．

4. 出力パルスの大きさは一次イオン対数に比例する．

5. 連続放電を停止させるために，クエンチングガスを用いる．

3.5 真の計数率が 500 cps のとき，数え落としが 24 cps であった．
このGM計数管の分解時間 [μs] はどれか．

1. 100　　2. 150　　3. 200　　4. 250　　5. 300

3.6 ガンマ線のエネルギースペクトル測定で使われる放射線検出器はどれか．

1. TLD　　2. CR-39　　3. 電離箱　　4. GM 計数管

5. Ge 半導体検出器

3.7 放射線の電離作用を直接利用するのはどれか．

    1.　チェレンコフ検出器

    2.　金箔しきい検出器

    3.　CsI(Tl)シンチレーション検出器

    4.　ガラス線量計

    5.　Ge(Li)半導体検出器

3.8　正しい組合せはどれか．2つ選べ．

    1.　TLD————————クエンチング

    2.　電離箱————————極性効果

    3.　シンチレータ————————イオン再結合

    4.　半導体検出器————————電子正孔対

    5.　ガラス線量計————————温度気圧補正

3.9　Si半導体検出器の空洞電離箱に対する感度比で最も近いのはどれか．ただし，両者の有感体積は等しいものとする．

    1. 20　　2. 200　　3. 2,000　　4. 20,000　　5. 200,000

3.10　放射線測定器の原理と関係する事項の組合せで正しいのはどれか．

    1.　TLD————————紫外線

    2.　OSLD————————加熱

    3.　ガラス線量計————————着色

    4.　半導体検出器————————電離作用

    5.　フリッケ線量計————————酸化現象

3.11　半導体について正しいのはどれか．

    1.　室温中のドナー原子は負イオンになる．

    2.　真性半導体のフェルミ準位は伝導帯に位置する．

    3.　フェルミ準位が禁制帯の上方に位置するほど正孔は多い．

    4.　pn接合の熱平衡状態では各領域のフェルミ準位は一致する．

    5.　pn接合の逆方向バイアスでは多数キャリアが接合面を通過する．

3.12　半導体で正しいのはどれか．

    1.　温度が上昇すると導電率が大きくなる．

    2.　P形半導体の多数キャリアは電子である．

    3.　N形半導体の不純物はアクセプタである．

    4.　SiにAsを加えた半導体はN形半導体である．

    5.　PN接合の空乏層には自由なキャリアが存在する．

3.13 発光現象を利用した検出器はどれか.

1. 電離箱　　2. GM 計数管　　3. 比例計数管
4. シンチレーション検出器　　5. 熱ルミネッセンス線量計

3.14 シンチレータで誤っているのはどれか.

1. NaI(Tl)シンチレータはγ線の測定に用いられる.
2. アントラセンはβ線の測定に用いられる.
3. 液体シンチレータは^{3}H や^{14}C などの低エネルギーγ線の測定に用いられる.
4. ZnS(Ag)はα線の測定に用いられる.
5. BGO(Bi$_4$Ge$_3$O$_{12}$)は X 線 CT 装置などの検出器に用いられる.

3.15 無機シンチレータでないのはどれか.

1. NaI(Tl)　　2. CsI(Tl)　　3. ZnS(Ag)
4. LiI(Eu)　　5. アントラセン

3.16 液体シンチレーションカウンタに関係ないのはどれか.

1. フェーディング　　2. 同時計数回路　　3. 光電子増倍管
4. クエンチング　　5. 外部標準線源法

3.17 泡箱に関係あるのはどれか.

1. 液体　　2. 電極　　3. 過飽和　　4. 臭化銀　　5. スパーク

3.18 固体飛跡検出器はどれか.

1. NE213　　2. CR39　　3. Al$_2$O$_3$　　4. TLD　　5. TOF

3.19 グラファイト熱量計が 2 Gy の吸収線量を受けたとき,温度上昇(K)はどれか.ただし,熱量計は外界と熱的に遮断され,グラファイトの比熱容量を 0.709×10^3(J kg^{-1} K^{-1})とする.

1. 0.239×10^{-3}　　2. 2.82×10^{-3}　　3. 4.18×10^{-2}
4. 2.82×10^{-1}　　5. 0.149

3.20 ある放射性試料の計数は 5 分間測定で 800 カウント,バックグラウンドが 10 分間測定で 400 カウントであった.正味計数率[cpm]とその標準偏差はどれか.

1. 120 ± 3　　2. 120 ± 6　　3. 120 ± 12　　4. 160 ± 15　　5. 160 ± 18

3.21 放射能の測定で相対標準偏差 0.01 を得るために必要な最小カウントはどれか.

1. 10^2　　2. 10^3　　3. 10^4　　4. 10^5　　5. 10^6

3.22　ポアソン分布で誤っているのはどれか.

    1. 平均と分散とは等しい.

    2. 平均が大きくなると左右対称になる.

    3. 確率変数の差はポアソン分布になる.

    4. 確率変数は離散的な値のみをとる.

    5. 放射性同位元素の壊変はポアソン分布に従う.

3.23　放射性試料の計数率を測定した結果 400±10 cpm となった.

    この測定時間 [分] はどれか. ただし測定値はポアソン分布に従うものとする.

    1. 0.25　　2. 0.5　　3. 1　　4. 2　　5. 4

〈参考文献〉

1) Cunningham, John Robert, and Harold Elfort Johns：The physics of radiology, Springfield, Charles C. Thosmas, 1983

2) W. J. プライス著, 西野治監修, 関口晃訳：放射線計測, コロナ社, 1966

3) 山田勝彦, 野原弘基：放射線計測学, 日本放射線技術学会編, 通商産業研究社, 1986

4) G. F. Knoll 著, 神野郁夫, 木村逸郎, 阪井英次訳：放射線計測ハンドブック, オーム社, 2013

5) 加藤弥次郎：診療放射線計測法 第2版, 医歯薬出版, 1983

6) Knoll G. 著, 木村逸郎, 阪井英次訳：放射線計測ハンドブック, 日刊工業新聞社, 1991

7) ファインマン, レイトン, サンズ著, 砂川重信訳：ファインマン物理学 V, 量子力学, 岩波書店, 1979

8) ファインマン, レイトン, サンズ著, 富山小太郎訳：ファインマン物理学 II, 光・熱・波動, 第15章, 岩波書店, 1968

9) Lutz G.：Semiconductor Radiation Detectors, Springer, 1999

10) Blinder SM.：Doped Silicon Semiconductors, Wolfram Demonstrations Project 2011

11) Anderson B. , Anderson R.：Fundamentals of Semiconductor Devices, McGraw-Hill, Inc., 2004

12) 深海登世司：半導体工学, 東京電機大学出版局, 2004

13) 森伸也：シミュレーション総復習, 半導体デバイスシミュレーションのコツ

（基礎編），応用物理，86，1075-8，2017

14) 森伸也：シミュレーション総復習，半導体デバイスシミュレーションのコツ（実用編），応用物理，87，44-8，2018

15) G. F. Knoll 著，神野郁夫，木村逸郎，阪井英次訳：放射線計測ハンドブック（第4版），p.245，オーム社，2013

16) 山崎文男編：実験物理学講座26 放射線，p.67，共立出版，1973

17) 菊池正士：原子核の世界，岩波新書（青版），p.282，口絵より引用

18) Carl Anderson：Physical Review, 13, Vol. 43, p.491, March, 1933

19) 加藤貞幸：新物理学シリーズ26 放射線計測，培風館，1994

20) Nature, Vol. 552, p.386-390（21 December 2017）

21) 日本写真学会誌，67巻，6号，p.527-531，2004

22) G. M. Akselrod et al.：Nucl. Instr. and Meth. in Phys. Res., B 247, 295, 2006

23) アイソトープ手帳11版，社団法人アイソトープ協会，丸善

24) https://www.nndc.bnl.gov/qcalc/qcalcr.jsp

25) 中村尚司：RADIOISOTOPES，39，536-546，1990

26) http://www-sk.icrr.u-tokyo.ac.jp/sk/sk/index-e.html

27) 八木浩輔：原子核物理学，p.154，朝倉書店，1971

28) G. F. Knoll 著，神野郁夫，木村逸郎，阪井英次訳：放射線計測ハンドブック（第4版），p.89，オーム社，2013

29) N. Tsoulfanidis 著，阪井英次訳：放射線計測の理論と演習 上，p.69，現代工学社，1986

30) 山田勝彦：放射線測定技術，通商産業研究社，2013

エネルギー計測

放射線計測では，放射線種・エネルギーによって最適な検出器を選択する必要がある．最適な検出器によって測定された計測値を照射線量や吸収線量へ換算する際には，校正定数や質量エネルギー吸収係数等の係数が必要であり，この際にも放射線種・エネルギーの情報が必要になる．また未知の放射性核種の測定においても，エネルギー計測から核種の種類を推定することが可能である．すなわちエネルギー計測は放射線計測には不可欠である．

4.1　光子のエネルギー

検出器からの出力パルスは検出器に吸収されたエネルギーに比例しているため，パルスの高さを分析することより，放射線のエネルギー成分の分布であるスペクトルを測定できる．このような回路が波高分析器であり，**シングルチャネル波高分析器**（SCA：single-channel analyzer）と**マルチチャネル波高分析器**（MCA：multi-channel analyzer）に分類される．

SCA は，図 4.1 に示すように任意の設定電圧以上のパルスを通過させる波高分別器 2 台と逆同時計数回路により構成される．入力パルスが，設定電圧上限側の波高分別器（ULD：upper level discriminator）と下限側の波高分別器（LLD：lower level discriminator）を通過すると，それぞれの波高分析器の設定電圧以上のパルスが出力される．このパルスを逆同時計数回路（anti-coincidence circuit）に入力し，2 つの設定電圧の間にあるパルスのみ出力するこ

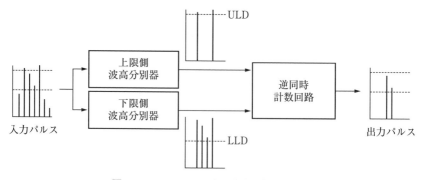

図4.1　シングルチャネル波高分析器の構成

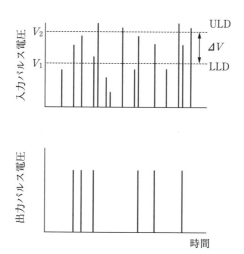

図4.2　シングルチャネル波高分析器による入出力パルス電圧

とができる．図4.2に示す上段の入力パルスにおいて，LLD，ULDの設定電圧をそれぞれ V_1，V_2 としたとき，V_1 と V_2 の間にあるパルスのみ下段の出力パルス電圧として計数される．この2つの電圧差（$\Delta V = V_2 - V_1$）を**ウィンドウ幅**（window width）もしくは**チャネル幅**（channel width），LLDをベース電圧と呼ぶ[1]．SCAはウィンドウ幅内のパルスだけを計測する微分計測以外にも，LLD以上のパルスをすべて計測する積分計測も可能である．微分計測のウィンドウ幅を固定したまま，ベース電圧を低い電圧からウィンドウ幅に相

当する電圧分だけ徐々に高くしながら計数値（率）の測定を繰り返すと，放射線エネルギー成分ごとの計数値の分布図であるスペクトルを測定できる．この繰り返しを多数のチャネルにより，1回の測定で可能としたのが MCA である．

　実際には MCA は単純に SCA の拡張ではなく，図 4.3 に示すように主増幅器からのアナログ信号であるパルス波高値をアナログ・デジタル信号変換器（ADC：analog to digital converter）にてデジタル信号に変換し，1024 から4096 チャネル程度の各チャネルの計数値として出力する．測定結果は横軸がチャネル，縦軸が計数値として表示される．スペクトルの横軸であるチャネルと γ 線エネルギーとの関係は，校正線源を用いてチャネルとエネルギーとの関係を得る．校正線源のエネルギーが E_1，E_2（$E_1 < E_2$）のとき，ピークのチャネルがそれぞれ n_1，n_2 となった場合，1 チャネル当たりのエネルギー ΔE は

$$\Delta E = (E_2 - E_1)/(n_2 - n_1) \tag{4.1}$$

となり，横軸のチャネルをエネルギーとして表示することができる．チャネル数を増やし ΔE の幅を細かくすると細かなエネルギー間隔ごとの計数値が得られそうであるが，検出器からの入力信号のエネルギー分解能が細かくなることはない．したがってエネルギー分解能の高い測定を行いたい場合には，分解能の高い検出器，ADC とチャネル数の多い MCA を組み合わせる必要がある．

4.1.1　γ 線のエネルギースペクトル計測

　放射性核種から放出される γ 線は単一もしくは複数のエネルギーの線スペクトルであるが，検出器内での応答の変動や検出器と計測装置の雑音，γ 線との相互作用により検出器外に出ていく成分，検出器の周囲物質に散乱された成分

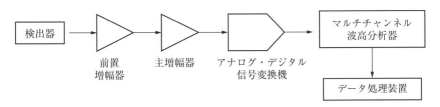

図 4.3　マルチチャネル波高分析器の構成

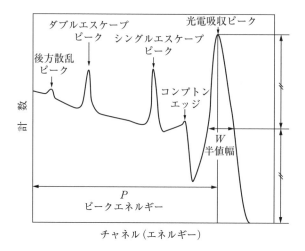

図 4.4　スペクトルの模式図

が検出器に再入射し計測される成分などが含まれるため，スペクトルは図 4.4 の模式図に示すように広範囲のエネルギー成分をもった分布となる．これらのパルス波高分布を改善する方法として**アンフォールディング**[2,3] がある．アンフォールディングとは，事前に各エネルギーの単色線源とパルス波高分布の関係をレスポンス関数として準備し，測定結果を元の入射放射線のエネルギースペクトルにレスポンス補正する手法である．ストリッピング法やレスポンスマトリクス法などがあり，近年では逐次近似法を用いる方法もある．

　γ 線は，光電効果，コンプトン散乱，電子対生成の物質との相互作用によりエネルギーを失う．これらの相互作用の中で光電効果は原子番号の 5 乗に比例するため，検出器は原子番号が高いものが適し，**NaI（Tl）シンチレーション検出器**，CsI（Tl）シンチレーション検出器，**高純度 Ge 半導体検出器**などを使用した MCA のスペクトロメータが使用される．高純度 Ge 半導体検出器と NaI（Tl）シンチレーション検出器の比較を表 4.1 に示す．高純度 Ge 半導体検出器は，エネルギー分解能に優れるが，バンドギャップ（0.67 eV at 300 K）の幅が小さく，常温で熱エネルギーによりバンドギャップを超えるため，使用時には液体窒素により冷却（−196℃）が必要である．また Ge 検出器はシステムが高額であるなどの理由で，簡易測定としては NaI（Tl）シンチレーションスペク

表 4.1 Ge 半導体と NaI(Tl) シンチレーション検出器のスペクトル測定比較

	Ge 半導体検出器	NaI(Tl) 検出器
測定精度	高　い	低　い
Energy 分解能	1.8～2.0 keV	45～50 keV
検出効率	低い（NaI(Tl) の 10～40%）	高　い
検出下限	4 Bq/kg	30 Bq/kg
バックグラウンド（自然放射線）の影響	大きい（検出器を遮へい）	少ない
冷　却	液体窒素 or 電気装置冷却	必要なし
測定方法	難しい	簡単

トロメータが用いられる．スペクトル測定では，環境由来の γ 線の影響を避けるため鉛の遮へい容器内に試料を設置して計測するが，特に高純度 Ge 検出器は検出下限値が低いためにバックグラウンドの影響も受けやすい．このため検出器を 10 cm 厚程度の鉛ブロックにより遮へいし，自然放射線と最外側鉛との相互作用により生じる特性 X 線を遮へいするために鉛ブロックの内側には 1 mm 厚程度のカドミウム，さらに内側には 1 mm 厚程度の銅を用いて遮へいする．さらに検出器には測定試料からの β 線を遮へいするためにプラスチックのキャップを用いる．

図 4.4 に示すスペクトルの模式図のように，スペクトルには数ヶ所のピーク部分があり，それらは以下の原因により生じる[4]．

(1) 光電（全）吸収ピーク

エネルギー $h\nu$ の γ 線が検出器内で電子の束縛エネルギー E_B を除いたエネルギー（$h\nu - E_B$）として停止して検出される．電子の束縛エネルギー E_B は特性 X 線などの形で放出されるが，このエネルギーは光子エネルギー $h\nu$ と比較してかなり低いため結果としてエネルギー $h\nu$ のピークが生じる．未知の放射性核種の測定では，この光電吸収ピークのエネルギーから核種の特定をすることができる．

複数の放射性核種が混在する試料を測定する場合などでは，図 4.4 に示す光電吸収ピークの半値幅（FWHM：Full Width at Half Maximum）W が狭いほど，他の放射性核種と混合しない精度の高い計測が可能であり，この光電吸収ピークの半値幅 W は**エネルギー分解能**と呼ばれる．エネルギー分解能の指標

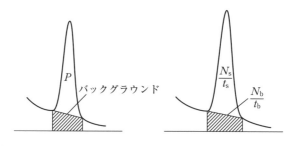

(a) 標準線源の光電吸収ピーク   (b) 被試料の光電吸収ピーク

図 4.5 ピーク効率,放射能濃度測定の模式図

として,半値幅 W をピークエネルギー E で除した $100\,W/P\,[\%]$ などがある.

またスペクトル測定では線源から放出された γ 線を 100 % 検出できないため,そのままで線源の放射能を定量することができない.しかし標準線源を測定したスペクトルからピーク効率を測定することにより,測定対象となる試料の放射能を定量評価することが可能である.図 4.5(a)に示す放射能 $A\,[\mathrm{Bq}]$,γ 線放出率 Y の標準線源を測定したスペクトルにおいて,バックグラウンドの計数であるピーク下部の斜線部分を除いた部分であるピーク面積が $P\,[\mathrm{s}^{-1}]$ であるとき,**ピーク効率** ε_g は

$$\varepsilon_\mathrm{g} = P/(A\,Y) \tag{4.2}$$

となる.次に標準線源と同一放射性核種・形状の被試料を測定し,図 4.5(b)に示すスペクトルから,時間 $t_\mathrm{s}\,[\mathrm{s}]$ にて試料を測定した計数値 $N_\mathrm{s}\,[\mathrm{count}]$,時間 $t_\mathrm{b}\,[\mathrm{s}]$ にて試料なし(バックグランド)を測定した計数値 $N_\mathrm{b}\,[\mathrm{count}]$,試料の質量 $W\,[\mathrm{kg}]$ とすると放射能濃度 $[\mathrm{Bq\,kg^{-1}}]$ は

$$放射能濃度 = \frac{\dfrac{N_\mathrm{s}}{t_\mathrm{s}} - \dfrac{N_\mathrm{b}}{t_\mathrm{b}}}{\varepsilon_\mathrm{g}\,W} \tag{4.3}$$

となる.

(2) **コンプトンエッジ**

エネルギー $h\nu\,[\mathrm{MeV}]$ の光子によるコンプトン散乱により放出される電子のエネルギー $E_\mathrm{e}\,[\mathrm{MeV}]$ は

$$E_e = h\nu \frac{\dfrac{h\nu}{0.511}(1-\cos\theta)}{1+\dfrac{h\nu}{0.511}(1-\cos\theta)} \qquad (4.4)$$

となる．ここで，θ は γ 線の散乱角であり，散乱線はさまざまな方向に広がるため，コンプトン散乱によるエネルギー成分は光電吸収ピークより低エネルギー側に幅広く生じる．このコンプトン散乱により広く連続的に生じた分布をコンプトン連結部と呼ぶ．また散乱角が 180° で E_e は最大となるため，コンプトン連結部の最も高いエネルギー部分にコンプトンエッジと呼ばれるピークが生じる．

(3) エスケープピーク

γ 線エネルギー $h\nu$ が 1.022 MeV より大きいとき電子対生成の可能性がある．このとき陽電子対のエネルギーの合計は $h\nu-1.022$ MeV であり，陽電子が停止すると付近の電子と結合し，2 本の 0.511 MeV の消滅放射線が放出される．この 2 本の消滅放射線が両方とも検出器に吸収されると光電吸収ピークと同じ $h\nu$ にピークが生じる，2 本の消滅放射線が両方とも検出器に吸収されず，検出器外に抜け出すと $h\nu$ よりも 1.022 MeV 低い $h\nu-1.022$ MeV の位置にピーク（**ダブルエスケープピーク**）が生じる．2 本の消滅放射線の内 1 本が検出器外に抜け出し，1 本のみが検出器に吸収されると $h\nu$ よりも 0.511 MeV 低い $h\nu-0.511$ MeV の位置にピーク（**シングルエスケープピーク**）が生じる．また消滅前の電子対が原子核周囲の束縛電子である場合には高い運動量をもつためにピークは幅広いエネルギー分布に，原子核から離れて自由に動き回れる伝導電子の場合には運動量が相対的に低いためピーク幅が狭いエネルギー分布になる．これを消滅放射線の**ドップラー効果**と呼ぶ．

(4) 後方散乱ピーク

遮へい体など検出器周囲の物質に散乱された後に，検出器に入射した成分がコンプトン連結部の低エネルギー側に観察される．特に周囲物質に 180° 散乱され検出器に入射した場合，ピークが生じることから**後方散乱ピーク**と呼ばれる．

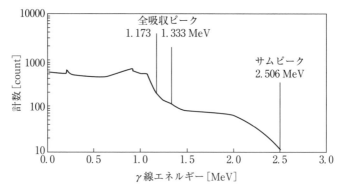

図4.6　^{60}Co（γ線：1.173, 1.333 MeV）のスペクトルの一例

(5)　サムピーク

　放射性核種が1壊変につき2個以上のγ線をほぼ同時に放出（カスケード放出）した場合や検出器系の時間分解能よりも短い時間内にγ線を放出する場合では，γ線エネルギーが合算（サム効果，サム・コインシデンス効果，パルスパイルアップ）され，光電吸収ピークのエネルギーが合算されたエネルギー位置にピークが生じる．γ線エネルギーが合算されているためサムピークと呼ばれる．図4.6に示す^{60}Coのスペクトルでは，1.173, 1.333 MeVの光電吸収ピークに加えて，これらが合算された2.506 MeVにサムピークが生じている．また異なる放射性核種からのγ線（例：^{137}Cs＋^{134}Cs）や同じ放射性核種の異なる壊変事象に伴い放出されたγ線（例：^{137}Cs＋^{137}Cs）も，ほぼ同時に検出器に入射した場合にはγ線エネルギーが合算されたピークが生じ，これらは**ランダムサム**と呼ばれる．これらの現象では光電吸収ピークとなるγ線が合算されてサムピークとなっているため，光電吸収ピークは本来のピークよりも少なく計測される．

4.1.2　X線のエネルギースペクトル

　X線スペクトルは，ターゲットで制動放射された連続X線による連続スペクトル成分と，ターゲット原子の特性X線による線スペクトル成分から成る．X線スペクトル測定では，エネルギー分解能が高純度Ge半導体検出器よりも劣るが，小型であり，Geよりも原子番号が大きいため診断用X線のエネルギ

ー領域の測定には適している**CdTe 半導体検出器**や CdTe と少量の亜鉛との合金である**CdZnTe 半導体検出器**などが用いられる[5]．またこれらの検出器のバンドギャップは温度 300 K のとき CdTe（1.44 eV），CdZnTe（〜1.65 eV）であり，高純度 Ge 検出器（0.67 eV）のように液体窒素での冷却の必要がなく，常温での使用が可能である．

　通常の診断用 X 線装置のスペクトル測定では，照射条件を低く設定しても検出器に入射するフルエンス率が高くなる場合が多く，**パルスパイルアップ**のために本来計測されるべき最高エネルギーよりも高いエネルギー領域に計数値が生じることがある．このような場合には図 4.7 に示すように口径 0.025〜1.6 mm ϕ のコリメータを使用し，検出器に入射する光子数を制限し測定を行う．

　CdZnTe 検出器を使用して測定した管電圧 95 kV の X 線スペクトルを図 4.8 に示す．制動放射により発生した連続 X 線による連続スペクトル成分が，

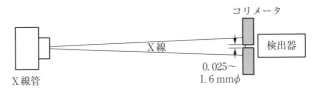

図 4.7　X 線エネルギースペクトル測定の模式図

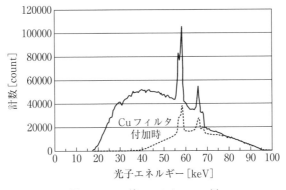

図 4.8　X 線スペクトルの一例

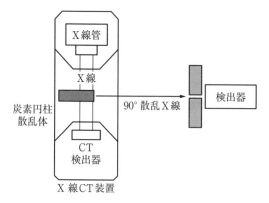

図 4.9　X 線 CT 装置でのコンプトンスペクトロメトリの模式図

最大エネルギー（管電圧 95 kV）である 95 keV まで分布しており，タングステンターゲットの特性 X 線による線スペクトル成分のピーク（K$_{\alpha 1}$：59.32 keV，K$_{\alpha 2}$：57.98 keV，K$_{\beta 1}$：67.24 keV，K$_{\beta 2}$：69.03 keV）が生じている．また Cu フィルタを付加した破線のスペクトルでは，高エネルギー成分よりも低エネルギー成分が特に吸収されていることが観察できる．

　また X 線 CT のようにガントリ開口部内への検出器の配置が困難な場合には，図 4.9 に示すように炭素円柱散乱体からの 90° 散乱線から直接線のスペクトルを解析する方法（コンプトンスペクトロメトリ）[6] もある．

4.1.3　X 線の線質

　X 線はスペクトル測定により詳細なエネルギー分布の評価が可能であるが，その測定は簡便ではない．そこで X 線エネルギーの評価の簡便法として，X 線の透過率が 50 % となる吸収フィルタ厚（一般的に Al）から，連続スペクトルを有する X 線の代表エネルギーとしての**実効エネルギー**を算出する**半価層**（HVL：half-value layer）測定が行われる．実効エネルギーは連続スペクトルを有する X 線と同じ相互作用をする単一エネルギーの光子エネルギーとして扱う方法である．単一エネルギーの光子は，吸収体透過前の線量率 I_0，吸収体透過後の線量率 I，吸収体の厚さ d [cm]，吸収体の線減弱係数 μ [cm^{-1}] とすると

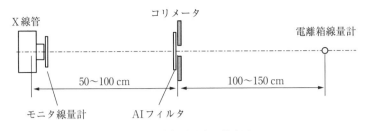

図 4.10 半価層測定の模式図

$$I = I_0\, B\, e^{-\mu d} \tag{4.5}$$

となる．B はビルドアップ係数であり，吸収体の材質・厚さ，光子エネルギー，線源と吸収体の幾何学的配置等により変化する．半価層測定では，細いビームに X 線を絞ることで簡易的にビルドアップ係数の影響を避け，ビルドアップ係数を除いた式（4.6）の減弱式を用いる．

$$I = I_0\, e^{-\mu d} \tag{4.6}$$

また半価層測定では図 4.10 に示すように X 線管容器からの漏洩 X 線，絞り装置からの散乱 X 線，吸収フィルタからの散乱 X 線および X 線のヒール効果の影響を減らすため，X 線管–吸収フィルタ–検出器間の各距離を 50～150 cm 離し，照射野は X 線絞り装置および吸収フィルタの位置に配置したコリメータにより検出器よりも若干広い程度の大きさに限定する．また後方散乱の影響を軽減するため検出器の後方も壁等からの距離を空けて測定する．

　半価層測定では，吸収フィルタ厚を変化させながら測定するため，連続スペクトルを有する X 線の低エネルギー成分は吸収フィルタ厚が厚くなるほど吸収割合が増し，検出器に入射する X 線の線質は硬くなる．したがって半価層測定に使用する検出器は，エネルギー依存性が小さい電離箱線量計が適する．エネルギー依存性が比較的大きい半導体検出器は測定には適さない．また X 線出力変動のモニタリングをするために X 線管側に透過型の線量計を配置，もしくは吸収フィルタ透過後の線量測定用検出器に影響しない範囲内で照射野内の辺縁に線量計を配置し，X 線出力変動の補正を行う．

　半価層測定より得られた減弱曲線から線量率が半分になる吸収フィルタ厚 d [cm] を求め，式（4.6）に代入することにより，線量率が 50% となる吸収フ

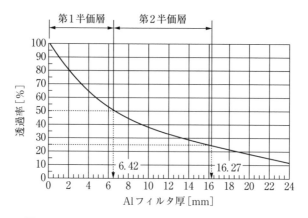

図4.11　Al フィルタによる半価層測定の減弱曲線の一例

ィルタ材質の線減弱係数 μ [cm^{-1}] を計算する．線減弱係数 μ [cm^{-1}] からの実効エネルギー [keV] への換算は，単一エネルギーの光子と吸収体の質量減弱係数のデータより，該当するエネルギーを求める．図 4.11 に示す半価層測定の一例では，半価層は 0.642 cm となり，式（4.6）により線減弱係数を算出すると

$$\mu=0.693/d=1.079\,[\text{cm}^{-1}] \tag{4.7}$$

となる．減弱曲線の吸収フィルタは Al であるため，表 4.2 に示すアメリカ国立標準技術研究所（NIST：National Institute of Standards and Technology）の単一エネルギーの光子と Al の質量減弱係数のデータおよび Al 密度（2.699 g cm^{-3}）[7]）より算出した線減弱係数 1.079 cm^{-1} に該当するエネルギーを求める．この計算例の線減弱係数 1.079 cm^{-1} は，40 keV，50 keV の線減弱係数 1.5344 cm^{-1}，0.99350 cm^{-1} の間となるため，補間により実効エネルギーを算出すると 48.42 keV となる．半価層測定で使用する吸収フィルタは，純度が低いと質量減弱係数のデータ自体を使用できないため，通常の X 線撮影装置では Al 純度 99.8 ％以上，乳房撮影装置では純度 99.9 ％以上が必要である[8]）．また Al の厚さも許容差は ±3 ％以内でなければならない．

　X 線の線質は，半価層測定で得られた実効エネルギーが同一であっても同じ線質とは評価できない．そこで半価層測定では透過率が 25 ％になるまでの

表4.2 Al の質量減弱係数および線減弱係数（NIST Database より）

γ 線エネルギー [keV]	質量減弱係数 $\mu/\rho\,[\mathrm{cm}^2/\mathrm{g}]$	線減弱係数 $\mu\,[\mathrm{cm}^{-1}]$
10	26.23	70.80
15	7.955	21.47
20	3.441	9.287
30	1.128	3.045
40	0.5685	1.534
50	0.3681	0.9935
60	0.2778	0.7498
80	0.2018	0.5447
100	0.1704	0.4599

減弱曲線の測定を行い，透過率 50 ％ を第 1 半価層（HVL1，HVL）とし，透過率が 25 ％ になるフィルタ厚から第 1 半価層を減じた吸収フィルタ厚を第 2 半価層（HVL2，SHVL）と定義し，**均等度**（homogeneity coefficient），**不均等度**（heterogeneity coefficient），**QI**（Quality Index）値により線質を評価する．均等度とは第 1 半価層を第 2 半価層で除した値（式 (4.8)），不均等度は第 2 半価層を第 1 半価層で除した値（式 (4.9)）である．

$$均等度＝(HVL1)/(HVL2) \tag{4.8}$$

$$不均等度＝(HVL2)/(HVL1) \tag{4.9}$$

吸収フィルタ厚が厚くなるほど線質は固くなるため，第 2 半価層は第 1 半価層よりも厚くなる．したがって均等度は 1 より小さく，不均等度は 1 より大きくなる．また QI 値は，半価層測定により求めた実効エネルギー（E_{eff}）を管電圧波高値（kVp），すなわち X 線の最大エネルギー（E_{max}）で除した値（式 (4.10)）である．

$$QI\ 値＝E_{\mathrm{eff}}/E_{\mathrm{max}} \tag{4.10}$$

このため QI 値は 1 より小さくなる．いずれの評価指標も，1 に近いほど低エネルギー成分の少ない X 線である．

　直線加速装置等による放射線治療に用いられる数～数十 MV の X 線のエネルギーでは，一般的に水ファントムを用いた深部線量曲線により線質を評価する．線質評価としては，線源検出器間距離（SCD：source to chamber distance）100 cm，照射野 10 cm×10 cm における深さ 10 g cm^{-2} と 20 g cm^{-2} の吸収線量比である $\mathbf{\mathit{TPR}_{20,10}}$（**組織ファントム線量比**：Tissue-Phantom Ratio）や線源ファントム表面間距離（SSD：source to surface distance）100 cm，照射野 10 cm×10 cm において深部量百分率（PDD：Percent Depth Dose）曲線の評価深 10 g cm^{-2} における**深部量百分率** [%] である $\mathit{PDD}(10)[\%]$，線量最大深となる深さである d_{max} [cm]，PDD が 80％となる深さである d_{80} [cm] などがある．標準計測法 12 においては ^{60}Coγ 線〜25 MV X 線のエネルギー範囲内で $\mathit{TPR}_{20,10}$ が線質指標として用いられる[9]．

4.2　電子のエネルギー

　放射性核種から内部転換により放出される電子は線スペクトルであるが，β 壊変により放出される β 線は連続スペクトルであるため，β 線のエネルギースペクトルは，壊変エネルギーを最大値とする連続した分布となる．また加速器等からの電子線はエネルギースペクトルに幅がある．荷電粒子は物質中を通過するとき，衝突損失と放射損失によりエネルギーを失い，ある深さでエネルギーがゼロになる．このとき荷電粒子が通過した距離が飛程であり，吸収体中での減弱曲線測定から求めることができ，電子ではスペクトル測定に加えて，飛程よりエネルギーが測定できる．

4.2.1　β 線のエネルギースペクトル

　β 線や内部転換電子は物質中で散乱を受けやすいため，スペクトル測定に用いる検出器は原子番号の小さい物質が望ましく，有機シンチレータ（液体，プラスチックなど）やリチウムドリフト型シリコン（Si(Li)）半導体検出器などが用いられる．また試料自身の自己吸収を避けるため測定試料は薄く（数 μg cm^{-2}）し，試料支持台も原子番号が小さく，薄い（数 10 μg cm^{-2}）ものを用いる．

　^{3}H，^{14}C などの低エネルギーの β 線を放出する放射性核種の測定では，試料をシンチレータ溶液に混和させるため，自己吸収，散乱がない測定が可能な液体シンチレーションカウンタが用いられる[10]．さらに液体シンチレーション

カウンタは検出効率が高く，検出限界が低いなどの利点がある．

4.2.2 β線の最大エネルギー

β線の最大エネルギーは，β線源と検出器間の吸収フィルタ厚を変化させながら図4.12に示すような減弱曲線を測定することにより測定できる．β線の減弱曲線の横軸は吸収フィルタ厚である．特に低エネルギーβ線では空気と検出器間の空気層，GM式計数管を検出器として用いる場合にはその窓材質の厚さが無視できないため，これらの厚さを吸収フィルタ厚にあらかじめ加える．縦軸も低計数率の線源測定では，バックグラウンドの計数率はあらかじめ除いた測定を行う．減弱曲線の計数率は，吸収体内での多方向への散乱や制動放射などの影響によりゼロにはならず尾を引いた曲線になるため，減弱曲線に接線を引き外挿した飛程（**外挿飛程**）を求める．$0.7 \sim 3\,\mathrm{MeV}$ β線の最大エネルギー $E_{max}\,[\mathrm{MeV}]$ と外挿飛程 $R\,[\mathrm{g\,cm^{-2}}]$ の関係式として **Feather の式**（式(4.11)）がある．

$$R = 0.543\,E_{max} - 0.160 \tag{4.11}$$

この式は標準試料（RaDE，^{32}P）の減弱曲線を測定し，同一条件にて未知の試料を測定した減弱曲線の縦軸を同一尺度とし，曲線の比較から横軸の外挿飛程を求める方法であり，飛程の末端部を細かく測定することにより，飛程を求

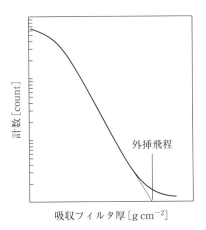

図4.12 β線の減弱曲線の一例

める方法である．この方法は試料の計数率が高い場合に正確な飛程を求めることができる．また Feather の式と同様な式として **Glendenin の実験式**[11] などがある．

$$R = 0.407\, E_{max}^{1.38} \quad (0.15 < E_{max} < 0.8\,[\text{MeV}]) \tag{4.12}$$

$$R = 0.542\, E_{max} - 0.133 \quad (0.8 < E_{max} < 3\,[\text{MeV}]) \tag{4.13}$$

いずれの式でも，近似的には β 線の最大エネルギー $E_{max}\,[\text{MeV}]$ の半分が外挿飛程 $R\,[\text{g cm}^{-2}]$ となる．

4.2.3　電子線の線質

　直線加速装置等による放射線治療に用いられる数〜数十 MeV のエネルギーを有する電子線の評価は，チェレンコフ光の測定や電子偏向を利用する方法，光核反応による方法，シンチレータ検出器や半導体検出器の出力波高値を分析する方法などのエネルギーを直接測定する方法，β 線の最大エネルギー測定と同様に深部線量曲線を利用した間接的に測定する方法がある．

　チェレンコフ光を測定する方法では，荷電粒子が屈折率 n の媒質中を通過するとき，真空中での光の速度 c とすると荷電粒子の速度 v が c/n を超えるとチェレンコフ光を放射する．このチェレンコフ光の放射角度 θ と荷電粒子の速度との関係式は

$$\cos\theta = \frac{c}{nv} \tag{4.14}$$

となり，放射角度 θ の測定により電子線のエネルギーを求めることができる[12]．

　電子偏光を利用する方法では，電磁石の電磁力と電子が偏向された位置との関係からエネルギーを求める方法であるが，これらのエネルギーを直接測定する方法は測定器が複雑となり，測定方法も簡便ではないため，飛程を利用した間接的に測定する方法が一般的に用いられる．

　深部線量曲線による評価は X 線と同じく水ファントムを用いる．標準計測法 12 においては 3〜25 MeV 電子線のエネルギー範囲内で線源表面間距離（SSD：Source to Surface Distance）100 cm，照射野 10 cm×10 cm において，図 4.13 に示すような**深部電離量百分率**（PDI：Percent Depth Ionization）曲

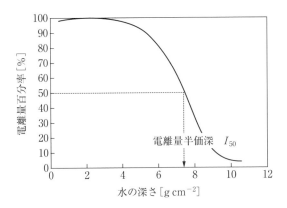

図 4.13　12 MeV 電子線の電離量百分率曲線の一例

線を測定する．この曲線の電離量が最大値の 50 ％となる深さである**電離量半価深**（half value depth of ionization in water）I_{50} [cm] を求め，式（4.14），式（4.15）により電子線の線質指標として水吸収線量が最大線量の 50 ％となる深さである**線量半価深**（half value depth of absorbed dose in water）$\boldsymbol{R_{50}}$ [g cm^{-2}] を

$$R_{50}=1.029 I_{50}-0.06 \text{ g cm}^{-2} \quad (I_{50}\leq 10 \text{ g cm}^{-2}) \tag{4.15}$$

$$R_{50}=1.059 I_{50}-0.37 \text{ g cm}^{-2} \quad (I_{50}>10 \text{ g cm}^{-2}) \tag{4.16}$$

により算出する．また**平均入射エネルギー** $E_0=$ [MeV] は

$$E_0=2.33 R_{50} \tag{4.17}$$

となる．**実用飛程** R_{p} [cm] と電子線のエネルギー E [MeV] との関係式[13] としては

$$R_{\mathrm{p}}=0.54 E-0.3 \tag{4.18}$$

などがある．近似的には実用飛程の 2 倍が電子線の入射エネルギー E となる．

$\boxed{4.3}$　荷電粒子，中性子

4.3.1　荷電粒子のエネルギー

α 線，陽子線，炭素線などの荷電粒子のエネルギー測定では，グリッド付パ

ルス電離箱や半導体検出器，CsI(Tl)シンチレータ，プラスチックシンチレータ，液体シンチレータなどが用いられる.

　放射性核種から放出される α 線は，3～8 MeV 程度の単色エネルギーである. α 線は電離能力が高く，飛程が短いため，α 線の自己吸収を少なくするため薄い試料を作成し，線源と検出器間の空気層による吸収を少なくするために距離を数 mm 程度とし真空にする. また検出器の窓の影響も大きいため，窓が薄い検出器が適する. 検出器はエネルギー分解能にも優れる**表面障壁型 Si 半導体検出器**がよく用いられる.

　サイクロトロンやシンクロトロンなどの加速装置を用いた放射線治療用陽子線（50～250 MeV），炭素線（100～450 MeV/u）では，標準計測法 12 において陽子線は**残余飛程 R_{res}** を線質指標として用いる. しかし炭素線には線質指標がなく，^{60}Co との校正で得られた水吸収線量校正定数と電離箱線量計の応答特性補正する線質変換係数のみである.

　陽子線の線質指標である残余飛程 R_{res} [cm] は，図 4.14 に示すように**拡大ブラッグピーク**（SOBP：Spread Out Bragg Peak）の 95 %線量域の中心となる

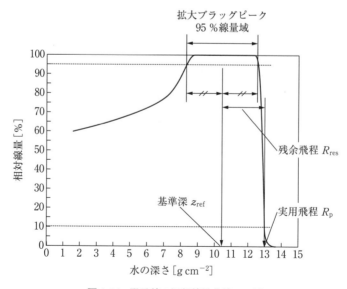

図 4.14　陽子線の深部線量曲線の一例

深さを基準深 z_{ref} [cm]，深部線量が 10 ％となる深さを実用飛程 R_p [cm] とし

$$R_{res} = R_p - z_{ref} \qquad (4.19)$$

と定義している．

4.3.2　中性子のエネルギー

　中性子は，原子炉，加速器，放射性核種などから発生するが，そのエネルギー範囲は広い．中性子は原子核とのみ相互作用を行い，主な相互作用は，弾性散乱，非弾性散乱，捕獲，核分裂であり，相互作用の確率は中性子のエネルギー，物質の種類により大きく変化する．また中性子は電荷をもたず，電離作用がないため，中性子のエネルギー測定では，これらの核反応により生じた荷電粒子による電離，発光などの測定や放射化により生じた誘導放射能を測定する．測定方法は他の放射線種と同様な波高分析，飛行時間分析法，反跳陽子カウンターテレスコープによる測定，放射化法などがある[14]．

(1)　飛行時間分析（TOF：time of flight）法

　TOF 法は図 4.15 に示すようにパルス状に発生させた中性子が一定距離 L を飛行した時間 T から，中性子のエネルギー E_n を式（4.20）により算出する．

$$E_n = 1/2 \; m_n (L/T)^2 \qquad (4.20)$$

ここでは，m_n は中性子の質量である．検出器は NE 213 液体シンチレーション検出器などが用いられる．

(2)　反跳陽子カウンターテレスコープ

　反跳陽子カウンターテレスコープによる測定は，水素原子核を含む薄膜ポリ

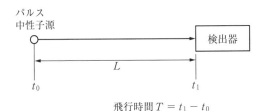

飛行時間 $T = t_1 - t_0$

図 4.15　中性子線の飛行時間分析法の概念図

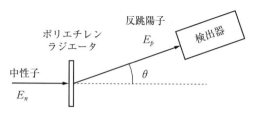

図4.16　反跳陽子カウンターテレスコープによる測定

エチレンラジエータ等に中性子を照射し，水素原子核との弾性散乱反応により生成される反跳陽子を後方に設置した検出器で測定する方法であり，この方法はパルス状の中性子以外も測定可能である．図4.16に示すように入射中性子軸に対する反跳陽子の発生方向の角度 θ，反跳陽子エネルギー E_p とすると，中性子のエネルギー E_n は

$$E_n = E_p / \cos^2 \theta \qquad (4.21)$$

となる．反跳陽子の検出立体角を小さくするエネルギー分解能が向上するが，検出効率も悪くなる．検出器はH (n, p) 反応による反跳陽子からの発光を測定するNE-213などの有機シンチレータ，同じくH(n, p)反応であるが水素 (H_2) やメタン (CH_4) などの水素ガスを利用した反跳陽子比例計数管やシンチレーション検出器，^{3}He ガスを封入し ^{3}He(n, p)^{3}H 反応を利用する ^{3}He 比例計数管などがある．

　その他にも $^{10}BF_3$ ガスを封入し ^{10}B(n, α)^{7}Li 反応を利用する $^{10}BF_3$ 比例計数管，^{6}LiF などの薄膜を2個の表面障壁型半導体検出器でサンドイッチした ^{6}Li サンドイッチスペクトルメータなどがある．また (n, p) や (n, α) 反応などの放射化の多くが，あるエネルギー以上の中性子によって生じるしきいエネルギーがあることを利用し，複数のしきいエネルギーが異なる反応断面積の検出器を数種用いてエネルギーを測定する放射化検出器などがある．

演習問題

4.1　γ 線スペクトロメトリにおいて，500 keV 及び 1000 keV の γ 線でエネルギー校正を実施したところ，それぞれ 900 及び 1900 のチャネルに光電ピークが観測された．次に未知核種からの γ 線を計測したところ 1300 チャネルに光電ピ

ークが現れた．未知核種から放出された γ 線のエネルギー値はどれか．ただ
し，このエネルギー領域において測定系のエネルギー校正曲線は直線近似で
きるものとする．

1．600　　2．650　　3．700　　4．750　　5．800

4.2 ^{24}Na は 1 壊変当たり 1.37 MeV および 2.75 MeV の γ 線をそれぞれ 100 % お
よび 99.9 % の割合で放出する．^{24}Na の γ 線スペクトルを NaI(Tl) シンチレー
ション検出器で測定したところ，次のような 5 本の顕著なピークが現れた．

A：1.37 MeV γ 線の光電吸収ピーク

B：2.75 MeV γ 線の光電吸収ピーク

C：陽電子消滅放射線のエネルギー吸収ピーク

D：2.75 MeV γ 線のシングルエスケープピーク

E：2.75 MeV γ 線のダブルエスケープピーク

上記の 5 本のピークでエネルギーの小さい順に並べた場合，正しいのはどれ
か．

1．ACDEB　　2．CAEDB　　3．CEADB　　4．EACDB　　5．ECADB

4.3 X 線の半価層の測定に適しているのはどれか．

1．空気電離箱

2．ガラス線量計

3．フリッケ線量計

4．ゲルマニウム半導体検出器

5．NaI シンチレーション検出器

4.4 吸収板の質量減弱係数が 0.46 cm^{2}g^{-1} のときの半価層は何 cm か．ただし，吸
収板の密度は 8.96 g cm^{-3}，$\log_e 2 = 0.693$ とする．

1．0.051　　2．0.121　　3．0.168　　4．0.243　　5．1.51

4.5 X 線の半価層の測定を行ったところ，正常値よりも大きな値を得た．
原因として考えられるのはどれか．2 つ選べ．

1．管電流が増加している．

2．管電圧が上昇している．

3．検出器が吸収板に近接している．

4．検出器がビーム軸に対して傾いている．

5．高原子番号の不純物が混入した吸収板を使用している．

〈参考文献〉

1) 長哲二：放射線計測学，47-50，南山堂，2002

2) 西沢博志，渡辺幸信：アンフォールディング法を用いた NaI シンチレータによる放射能分析装置，Isotope News，741，40-44，2016

3) 加藤秀起，津坂昌利，他：実測 X 線スペクトルのアンフォールディング法のよる補正とその限界，日本放射線技術学会雑誌，54 (5)，615-623，1998

4) 柴田徳思：放射線概論，466-468，通商産業研究社，2018

5) 長哲二：放射線計測学，19，南山堂，2002

6) 橘昌幸，原口真省子：CT スキャナのビーム成形フィルタによる水およびメタクリル樹脂ファントム中の吸収線量換算への影響，日本放射線技術学会雑誌，57 (1)，51-58，2001

7) J. H. Hubbell, S. M. Seltzer：X-Ray Mass Attenuation Coefficients, NIST Standard Reference Database 126, 2004

8) Regional Reference Frame Sub-Commission for Europe：European guidelines for quality assurance in breast cancer screening and diagnosis Fourth edition (European protocol for the quality control of the physical and technical aspects of mammography screening), 57-165, 2006

9) 日本医学物理学会：外部放射線治療における水吸収線量の標準計測法―標準計測法12，20，通商産業研究社，2013

10) 瀧上誠：応用放射線エネルギー分析法 (11) Ⅳ. ベータ線のエネルギー分析法とその応用 (6) 液体シンチレーション測定による分析，RADIOISOTOPES, 39, 326-333, 1990

11) Glendenin LE.：Determination of the energy of beta particles and photons by absorption, Nucleonics, 2(1), 12-32, 1948

12) 山本圭一，武内伴照，他：チェレンコフ光観測の原子炉計測への適用 (1) ―チェレンコフ光量による原子炉出力の推定―，JAEA-Technology, 28, 1-56, 2014

13) R. Loevinger, C. J. Karzmark, et al.：Radiation Therapy with High-Energy Electrons Part I. Physical Considerations 10 to 60 MeV, Radiology, 77 (6), 906-927, 1961

14) 中村尚司：応用放射線エネルギー分析法 (15) Ⅵ，中性子線のエネルギー分析法とその応用 (1), RADIOISOTOPES, 39, 536-546, 1990

5 線量計測

　放射線診断，核医学，放射線治療および放射線防護などの分野では，照射線量，カーマおよび吸収線量の計測，すなわち**線量計測**（dosimetry）によって生体に与えられるエネルギーを評価している．線量計測用として種々の検出器が用意されているが，正しく線量を評価するためには個々の検出器の動作原理と特性を理解しておく必要がある．また，目的が絶対量あるいは相対量の線量計測なのか，線量（エネルギーの積分）あるいは線量率（時間微分）の線量計測なのか，点，一次元，二次元あるいは三次元の線量分布計測なのか，などによって最適な検出器を選択する必要がある．本章では，線量計測のための各種検出器について解説する．

5.1 電離箱線量計

　電離放射線の発見当初，照射によって箔検電器の2枚の金属箔の開きが変化することを観察して放射能や放射線場の強さを測定していた．このように放射線による気体の電離電荷を検出することは比較的容易であることから，電離箱線量計は環境放射線から放射線治療などの広い線量（率）範囲の計測に利用されている検出器である．

　電離箱は，気体を挟んだ2つの電極間に電離放射線によって気体中で生じたほとんどすべてのイオン対が到達するような，**飽和電離領域**の電圧を印加して動作させる検出器である．図5.1に**電離箱線量計**の基本的な回路を示す．電離

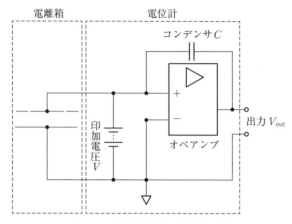

図 5.1　電離箱線量計の基本的回路

　箱内の気体分子の電離によって生じた多数の陽イオンと陰イオン（電子）はそれぞれ反対の極性をもつ電極に引き寄せられ回路内に電流が生じる．電位計はオペアンプによって電離による微小な電流を増幅すると同時に，オペアンプの入力と出力の間のコンデンサによって，電離電荷の積分，すなわち線量を計測するモードを設定できる．また，コンデンサに替えて抵抗を接続することによって電離電流，すなわち線量率を測定するモードでも動作する．

　線量計測用として，照射線量およびカーマの計測には**自由空気電離箱**（図 5.2），照射線量，カーマおよび吸収線量の計測には空洞電離箱が使用される．

　図 5.3 に示すように光子線を照射すると，空気中の微小体積 dv に光電子，コンプトン反跳電子，対生成による陰陽電子などの二次電子が放出される．二次電子は空気の分子を電離することによってエネルギーを消費しながら進み，最終的にそのすべての運動エネルギーを失って静止する．二次電子が進むことができる最大の距離（**最大飛程**）は運動エネルギーに依存するので dv 内に留まらず進むことがある．dv 内で二次電子が作るイオン対の一方の符号の電荷を全部収集できるとしても dv 外で生じた電荷までは収集できない．一方，dv 外で生じた二次電子も dv 内に進みイオン対を作るが，その電荷を分離して測定することはできない．これは**電子平衡**（electron equilibrium）により解決される．図 5.4（a）に示すように空気を薄い層に分割し，相互作用が生じても

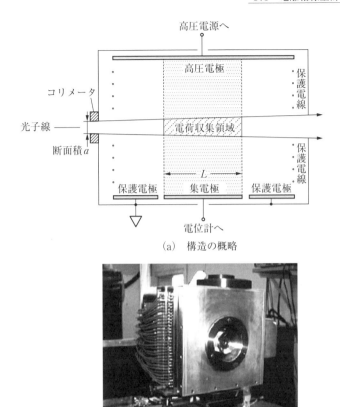

(a)　構造の概略

(b)　コリメータ側からの外観

図 5.2　平行平板自由空気電離箱

各層での光子数の減少がないと仮定する．空気の層1の中央で光子 A との相互作用によって放出された二次電子は，その最大飛程である層4の中央まで到達する．この二次電子の移動の間，電離作用によって各層でイオン対2組ずつが生成されるとする．同様に，層2の中央で光子 B との相互作用によって放出された二次電子が層5の中央まで移動し，その間にイオン対2組ずつが各層で生成されるとする．以下，光子 C，D，E，F，…についても同様の現象が生じると，空気の層の通過距離と各層で生じる正電荷（または負電荷）の合計との間には図5.4（b）に示すような関係が得られる．すなわち，空気の層1

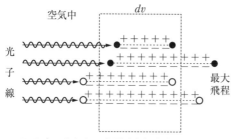

● dv 内で生じた二次電子（光電子，コンプトン
反跳電子，陰陽電子対）

○ dv 外で生じた二次電子

図 5.3
光子と空気の相互作用と
二次電子

から3では生成電荷は増加傾向にあるが，層4以降は一定となる．これは，層4以降では最大飛程を越えたことによって二次電子が減少することと，新たな相互作用によって二次電子が放出されることが同時に起こり，平衡状態となって生成されるイオン対数が一定となるためである．この状態を電子平衡と呼ぶ．光子以外でも同様な現象があるので，電子を含め荷電粒子全般について同様の平衡状態を**荷電粒子平衡**（charged particle equilibrium；CPE）と呼んでいる．また，通過距離が長くなるほど相互作用によって光子数が減少していく場合を**過渡荷電粒子平衡**（transient charged particle equilibrium；TCPE）と呼ぶ．

　線量計測では荷電粒子平衡が成立している必要がある．また，荷電粒子平衡が成立するためには飛程 R に対して光子の減弱が十分に小さくなければならない．表5.1にX線エネルギーによる二次電子の平均エネルギー，二次電子の空気中での飛程，および飛程通過後の光子の減弱率を示す．表から 0.5 MV の X 線との相互作用によって発生する二次電子の平均エネルギーは 0.17 MeV であり，空気中の最大飛程が 33 cm 以上になることから，長さ 1 m を超える大きさの電離箱が必要となる．このことから自由空気電離箱での測定の上限は 300 kV 程度の X 線であることが理解できる．

(1) 印加電圧

　高圧電極–集電極間の電場の強さが約 50 から 100 V cm^{-1} になるような高電圧を印加する．

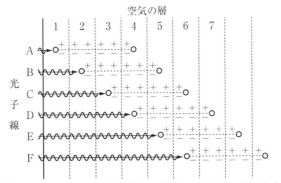

（a）光子による二次電子の発生，移動およびイオン対の生成

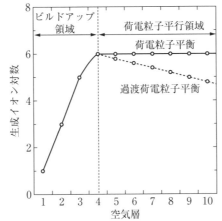

（b）空気中の通過距離による生成イオン対数の変化

図5.4 荷電粒子平衡（電子平衡）の説明

表5.1 X線エネルギーによる二次電子の空気中での平均飛程および飛程通過後の減弱率

X線エネルギー [MV]	二次電子の 平均エネルギー [MeV]	空気中での飛程 [cm]	飛程通過後の減弱率 [%]
0.1	0.014	0.4	0.007
0.2	0.043	3.2	0.05
0.5	0.17	33.4	0.35
1.0	0.44	142.2	1.1
2	1.05	443.2	2.3
3	1.77	769.3	3.1

(2) 基準点

自由空気電離箱では図5.2（b）に示すコリメータの位置が測定の基準点となる．これは点線源からの光子は距離とともに広がり，コリメータ通過後の線束の断面積は距離の2乗に比例して拡大するが，空気との相互作用による光子の減弱がないとすればフルエンスは距離の2乗に逆比例して減少し，結局は断面を通過する光子数に変化がないことになるためである．

(3) 温度気圧補正

気体の密度は温度と気圧によって変化するので，電荷収集領域あるいは空洞内の正しい気体の質量を知るためには温度と気圧による補正が必要である．**温度気圧補正係数**は**ボイル・シャルルの法則**を応用して，気体の質量を基準条件の密度に換算するための補正係数である．基準条件の温度が t_0 [℃]，気圧が p_0 [kPa] であるとき，温度 t，気圧 p での温度気圧補正係数 k_{TP} は次式で算出することができる．

$$k_{TP} = \frac{273.2+t}{273.2+t_0} \frac{p_0}{p} \tag{5.1}$$

5.1.1　空洞電離箱

前述の自由空気電離箱は大形で，かつ 300 kV 以内の光子線に限定された線量計である．**空洞電離箱**（cavity chamber）は小形で日常的に使用でき，多様な放射線の線量計測に利用できる電離箱として開発された．図5.5（a）にお

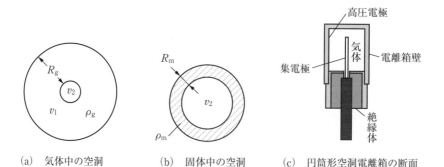

(a)　気体中の空洞 　　　 (b)　固体中の空洞 　　　 (c)　円筒形空洞電離箱の断面

図5.5　空洞電離箱の原理と円筒形電離箱の構造

いて体積 v_1 の気体に光子線を均一に照射したとき，その中の体積 v_2 近傍で荷電粒子平衡が成立するためには二次電子の最大飛程 R_g に相当する気体の存在が必要となる．光子エネルギーが大きく R_g が大きい場合には体積 v_2 の周囲の体積 v_1 を大きくしなければならない．このとき，「媒質が間接電離放射線の一様に照射され荷電粒子平衡が成立しているならば，二次荷電粒子のフルエンスも一様で，媒質の密度に依存しない」という**ファノ**（Fano）**の定理**が適用できる．つまり，気体の密度を仮に 1000 倍にすれば v_1 中での電子の飛程は 1/1000 となり，密度にかかわらず空洞内に入る二次電子のフルエンスは同じになると考えることができる．したがって元素組成が同じで，かつ阻止能の密度効果が無視できるならば，密度 ρ_g，最大飛程 R_g である気体に換えて，次式が成立するような密度 ρ_m，厚さ R_m の固体の壁を使用して，同図（b）に示すように電離箱を小形化することができる．

$$\rho_g R_g = \rho_m R_m \tag{5.2}$$

これを空洞電離箱と呼んでいる．同図（c）に円筒形の空洞電離箱の構造を示す．小さい体積の気体をグラファイト，プラスティック，PMMA などの円筒形の壁で囲んで空洞を形成している．壁の内面は導電性で，高電圧を印加することによって中心部の細い集電極で電離電荷を収集することができる．

空洞電離箱の形状には図 5.6 に示すように（a）**球形**（spherical），（b）**円筒形**（cylindrical），（c）**平行平板形**（plane-parallel）などがある．自由空気電離箱と異なり空洞電離箱の電離空洞の体積を正しく測定することは難しい．このため，厳密に線量を評価するためには後述する校正によって空洞内の体積，すなわち気体の質量を決定する必要がある．

環境放射線など低線量（率）では，十分な電離電荷を得るために電離体積の大きな電離箱を使用する．たとえば（a）の放射線モニタ用電離箱は $1000\,\mathrm{cm}^3$ の電離体積をもっている．逆に，線量（率）が大きい放射線治療での線量計測用，厳密な測定位置の決定が必要な場合などには電離体積の小さい電離箱を選択する必要がある．たとえば，（c）の電離体積はわずかに $0.02\,\mathrm{cm}^3$ である．

図 5.4（b）で示したように，通過する厚さが増すと生成イオン対数は急激し荷電粒子平衡に到達する．荷電粒子平衡がちょうど成立する厚さは二次電子の最大飛程に相当する厚さで，**平衡厚（ビルドアップ厚）**と呼ばれている．そ

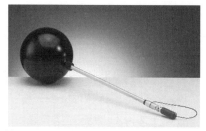

(a)　球形の例（PTW 30002 放射線モニタ用）

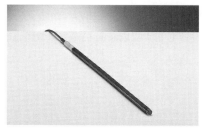

(b)　円筒形の例（PTW 30017 CTDI用）

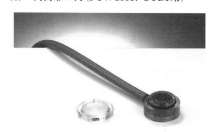

(c)　平行平板形の例（PTW 34045 電子線用）

図 5.6
空洞電離箱の原理と円筒形電離箱
の構造（画像提供：ユーロメディ
テック社）

れ以上では，厚さが増すほど相互作用によって光子数が減少するため生成イオ
ン数は指数関数的に減少して過渡電子平衡状態となる．したがって，空中で使
用する空洞電離箱の壁厚は光子のエネルギーに応じて平衡厚とする必要があ
る．図 5.7 に X 線エネルギーによる平衡厚および平衡厚通過後の X 線の減弱
率の変化を示す．X 線エネルギーが大きくなると平衡厚，減弱率とも増大し，
数 MV 以上の X 線では壁厚による減弱補正が必要になることが読み取れる．
ただし水中や固体ファントム中に設置して使用する場合は，電離箱周辺で荷電
粒子平衡が成立していると見なせるので壁厚が平衡厚を満たしていない図 5.6

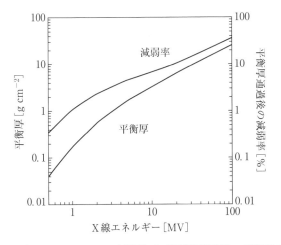

図5.7 X線エネルギーによる平衡厚および平衡厚通過後の減弱率の変化

(c) のような電離箱もある.

(1) 印加電圧

図5.8 (a) に示すように高圧電極および集電極が平面で平行に配置されている平行平板形では, 2極間の電場の強さ E は単純に印加電圧 P [V] と電極間の距離 d [mm] から次のように求められる.

$$E = \frac{P}{d} \tag{5.3}$$

通常は, およそ50から100 V mm^{-1} になるような高電圧を印加する. 特に電極間隔が狭い電離箱に規格以上の電圧を印加すると飽和電離領域を超えガス増幅が生じる, 破損の恐れがあるなどで注意が必要である.

一方, 同図 (b) に示すような集電極 (中心電極) の半径が a, 円筒の内面までの半径が b の円筒形電離箱に電圧 P を印加した場合, 空洞の位置 r における電場の強さ $E(r)$ は次式のように連続的に変化する.

$$E(r) = \frac{P}{r \log_e (a/b)} \tag{5.4}$$

また, 同様に同図 (b) に示す球形では

$$E(r) = \frac{P \, a \, b}{r^2 \, (a/b)} \tag{5.5}$$

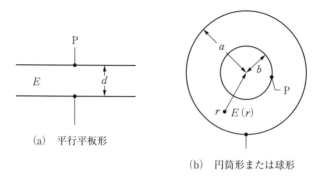

(a)　平行平板形

(b)　円筒形または球形

図5.8　空洞電離箱の形状による電場の強さの説明図

となる．以上の式から，集電極に近いほど電場の強さは大きいこと，集電極が細いほど電場の強さは大きくなることが理解できる．したがって，円筒形，球形では単に高圧電極-集電極間の距離だけで印加電圧を決定することがないように注意する必要がある．

(2) 基準点

空洞電離箱では電子が電離空洞に入射する直前の線量を評価することになるので，平行平板形では図5.9（a）に示すように電離空洞の線源側の内面の中心が測定の基準点（実効中心）となる．しかし，円筒形や球形では境界面が同図（b）に示すように半径 r の球面になる．仮に鉛直方向に進む一様なフルエンス Φ の電子が空洞に入射後も直進するとする．このとき，電離箱中心 O からの高さが z である微小面積 ds に入射する電子のフルエンスは $\Phi\,ds\cos\theta$ であり，この電子で生じる電離電荷は通過距離 $2z$ を乗じた値に比例する．したがって，円筒形電離箱の測定の基準点 P は円周状の入射位置の平均 $\bar{z}$ として次式で求められる．

$$\bar{z}=\frac{\displaystyle\int_0^{\pi/2} z\,(2z)\,\Phi\cos\theta\,ds}{\displaystyle\int_0^{\pi/2} 2z\,\Phi\cos\theta\,ds} \tag{5.6}$$

上式を，$z=r\cos\theta,\ ds=r\,d\theta$ で置き換えると

$$\bar{z}=\frac{\displaystyle r\int_0^{\pi/2}\cos^3\theta\,d\theta}{\displaystyle\int_0^{\pi/2}\cos^2\theta\,d\theta}=\frac{8}{3}\frac{r}{\pi}=0.85\,r \tag{5.7}$$

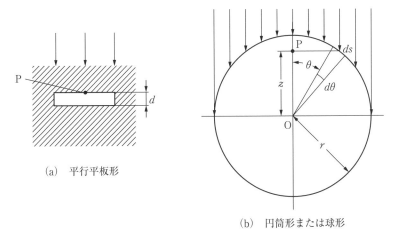

(a) 平行平板形

(b) 円筒形または球形

図 5.9 空洞電離箱の基準点の説明図

となり，電離箱の中心から線源側へ $0.85\,r$ 変位した点が測定の基準点となる．同様に球形電離箱では線源側へ $0.75\,r$ 変位した点となる．ただし，電子が多方向から入射するような物質中の線量計測の場合は後述するような実効的な基準点が用いられる．

(3) 温度気圧補正

通気型の空洞電離箱では自由空気電離箱と同様，式 (5.1) を利用して温度，気圧による空洞内の気体の質量の変化を補正する．ただし，密封型の電離箱では空洞内の気体の質量に変化はないので温度気圧補正を行う必要はない．

5.1.2 照射線量

照射線量（exposure）X は，光子によって放出されたすべての電子が乾燥空気中で完全に停止するまでに発生させた正か負一方の符号のイオンの全電荷の絶対値 dq を，乾燥空気の質量 dm で除した商と定義されている．

$$X = \frac{dq}{dm} \tag{5.8}$$

つまり照射線量は，放射線の種類として光子（X 線および γ 線），対象とする物質は乾燥空気に限定された線量で，その単位は $\mathrm{C\,kg^{-1}}$ である．

(1) 自由空気電離箱による照射線量計測

わが国では国立研究開発法人**産業技術総合研究所**（AIST）**計量標準総合センター**（NMIJ）が 10 kV 以上 40 kV 未満，および 40 kV 以上 300 kV 未満の実効エネルギー範囲の照射線量の**標準器**として平行平板自由空気電離箱を指定している．

照射線量計測では乾燥空気の単位質量当たりに生ずる一方の符号の電荷を測定する必要があるため，以下の条件を満たす自由空気電離箱が必要となる．

① 電荷収集領域で荷電粒子平衡が成立する．

② 電荷収集領域の体積を決定できる．

③ 入射光子だけを測定できるよう入射口，出射口以外は遮蔽されている．

④ 空気以外からの二次電子が混入しないよう入射光子が電極等に衝突しない構造である．

⑤ X 線束の端から電極までの間隔が二次電子の最大飛程以上である．

⑥ 電離箱内空気の温度，気圧，湿度を測定できる．

⑦ 電離箱内での入射光子の減弱を補正できる．

⑧ 高圧-集電極間に飽和電圧を印加できる，またはイオン再結合の補正ができる．

図 5.2 に示すように**保護電極**と**保護ワイヤ**によって高圧-集電極間の電気力線は直線で，かつ両電極に直交するように保たれるので，電荷収集領域の長さ L [m] は明確に決定できる．また，電離箱の基準点はコリメータ位置で，その断面積が s [m²]，空気の密度が ρ [kg m⁻³] ならば，電荷収集領域内の空気の質量は $sL\rho$ で求まるので，収集電荷 q [C] から照射線量 X [C kg⁻¹] は次式で求めることができる．

$$X = \frac{q}{sL\rho} \tag{5.9}$$

このように**自由空気電離箱**は定義に基づく照射線量の絶対量の計測が可能である．

(2) 空洞電離箱による照射線量計測

空気等価で平衡厚の壁をもち，空洞内の空気の質量が明らかな空洞電離箱ならば自由空気電離箱と同様に原理的な照射線量の計測が可能である．NMIJ で

は ^{137}Cs および ^{60}Co γ 線による照射線量の標準器としてグラファイト壁の空洞電離箱を指定している.

空気と電離箱壁との等価性は**実効原子番号** Z_{eff} で判断することができる, i 番目の元素の原子番号 Z_i と全体の電子数に対するその元素に属する電子数の割合 f_i から, 実効原子番号 Z_{eff} は次式で計算できる.

$$Z_{\mathrm{eff}} = \sqrt[m]{\sum f_i Z_i^m} \tag{5.10}$$

ここで, 空気や人体組織に近い物質に対しては $m=3.5$ が用いられ, f_i は元素の原子量 A_i とその元素の重量比 w_i から次式で算出する.

$$f_i = \frac{w_i Z_i}{A_i} \frac{1}{\sum \dfrac{w_i Z_i}{A_i}} \tag{5.11}$$

上式で算出すると空気およびグラファイトの実効原子番号はそれぞれ 7.8 および 6 となり, コンプトン散乱が優位な光子エネルギーでは材質の実効原子番号による差はほとんど見られないが, 光電吸収が優位となるエネルギーでは補正が必要になることがある.

測定対象となる光子エネルギーに対する平衡厚は図 5.7 から求めることができるが, 異なるエネルギーでは壁厚による減弱, あるいは荷電粒子平衡が成立しない, などの理由によって応答が変化する. また, 空洞内の空気の質量を厳密に決定することは難しいため, 後述する校正が必要となる.

5.1.3 カ ー マ

非荷電粒子である光子や中性子が物質にエネルギーを付与する場合, 非荷電粒子がそのエネルギーを荷電粒子の運動エネルギーに転移する第 1 過程と, その荷電粒子が物質にエネルギーを付与する第 2 過程に分けて考えることができる. **カーマ**は, この第 1 過程を表す量である. 質量 dm の物質中で非荷電粒子によって放出されたすべての荷電粒子の初期運動エネルギーの総和が dE_{tr} であるとき, カーマ K は次式で定義されている.

$$K = \frac{dE_{\mathrm{tr}}}{dm} \tag{5.12}$$

エネルギー E の非荷電粒子のフルエンス分布が Φ_E, 物質の**質量エネルギー転**

移係数がμ_{tr}/ρである場合，カーマKは次式で求められる．

$$K=\int \Phi_E\, E\, \frac{\mu_{tr}}{\rho}\, dE \tag{5.13}$$

ただし，非荷電粒子によって放出された荷電粒子は衝突損失と放射損失によってそのエネルギーを失うので，カーマKは衝突カーマK_{col}と放射カーマK_{rad}の和，$K=K_{col}+K_{rad}$となる．衝突カーマK_{col}は放射過程によって失われるエネルギーの割合のg，または物質の**質量エネルギー吸収係数**μ_{en}/ρから次式で求めることができる．

$$K_{col}=\int \Phi_E\, E\, \frac{\mu_{tr}}{\rho}\, (1-g)dE=\int \Phi_E\, E\, \frac{\mu_{en}}{\rho}\, dE \tag{5.14}$$

同様に，電気素量e，空気中で1イオン対をつくるのに要する平均エネルギーW_{air}を用いて，照射線量Xは次式で算出することができる．

$$X=\frac{e}{W_{air}}\int \Phi_E\, E\, \frac{\mu_{tr}}{\rho}\, (1-g)dE=\frac{e}{W_{air}}\int \Phi_E\, E\, \frac{\mu_{en}}{\rho}\, dE \tag{5.15}$$

以上から，空気衝突カーマ$K_{col,air}$と照射線量Xとの関係は

$$K_{col,air}=X\,\frac{W_{air}}{e}=\frac{dq}{dm}\,\frac{W_{air}}{e} \tag{5.16}$$

となる．したがって，自由空気電離箱または空気等価壁をもつ空洞電離箱で電離電荷dqを計測することで，空気衝突カーマ$K_{col,air}$を計測することができる．1 MeV未満の光子でgが無視できる場合は，空気衝突カーマ$K_{col,air}$を空気カーマK_{air}に置き換えることができる．

5.1.4　吸収線量

吸収線量（absorbed dose）Dは，質量dmの物質への平均付与エネルギー$d\bar{\varepsilon}$から，次式で定義されている．

$$D=\frac{d\bar{\varepsilon}}{dm} \tag{5.17}$$

単位はJ kg^{-1}であり，単位の固有の名称であるグレイ（単位記号Gy）を使用する．吸収線量は前述の照射線量，カーマと異なり，すべての放射線，すべての物質に適応できる線量である．非荷電粒子を照射して荷電粒子平衡が成立している点の吸収線量Dは，次式のとおり衝突カーマで近似できる．

$$D \approx K_{col} = \int \Phi_E \, E \, \frac{\mu_{en}}{\rho} \, dE = \int \Psi_E \, \frac{\mu_{tr}}{\rho} \, (1-g) dE = K(1-\bar{g}) \qquad (5.18)$$

また，荷電粒子のフルエンス分布 Φ_E が既知の点であれば，物質の**質量阻止能** S/ρ から次式で吸収線量 D を算出することができる（図5.10）.

$$D = \int \Phi_E \, \frac{S}{\rho} \, dE \qquad (5.19)$$

(1) Bragg・Gray の空洞理論

空洞電離箱による吸収線量計測では物質中に設けた空洞に生じる電離電荷を収集して周囲の物質の吸収線量を求める．ブラッグ（Bragg）とグレイ（Gray）による空洞理論は空洞電離箱による吸収線量計測の基本となる理論である.

図5.10（a）において，フルエンス Φ の荷電粒子が媒質 m と g の境界を通過するとき媒質 m の境界付近の吸収線量 D_m，および媒質 g の境界付近の吸収線量 D_g は式（5.19）から

$$D_m = \Phi \left(\frac{S}{\rho}\right)_m , \quad D_g = \Phi \left(\frac{S}{\rho}\right)_g \qquad (5.20)$$

で求められる．境界の前後でのエネルギーおよびフルエンスの変化が無視できるならば，境界付近の媒質 m と g の吸収線量の比 D_m/D_g は

$$\frac{D_m}{D_g} = \frac{(S/\rho)_m}{(S/\rho)_g} = (S/\rho)_{m,g} \qquad (5.21)$$

となり，媒質 g に対する媒質 m の質量阻止能の比となる．次に同図（b）において，フルエンス Φ の荷電粒子が媒質 m に挟まれた媒質 g の薄い層を通過するとする．このときもやはり境界の前後でエネルギーおよびフルエンスの変

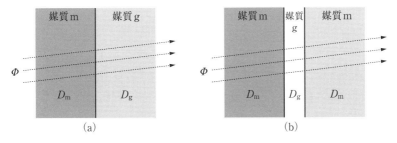

図5.10　空洞理論による吸収線量計測の説明図

化が無視できるならば，境界付近の媒質 m と g の吸収線量比 D_m/D_g は式 (5.21) と同様媒質 g に対する媒質 m の質量阻止能の比となる．媒質 g を気体として，薄い層を電離空洞とするならば，電離空洞内の質量 m [kg] の気体 g に生じた電離電荷 q[C] から次式で気体の吸収線量 D_g を求めることができる．

$$D_g = \frac{q}{m}\frac{W_g}{e} \tag{5.22}$$

ここで，W_g は気体 g 中で 1 イオン対生成に費やされる平均エネルギー，e は電気素量である．さらに式 (5.22) および (5.21) から，媒質 m の吸収線量 D_m は次式で求めることができる．

$$D_m = \frac{q}{m}\frac{W_g}{e}\left(\frac{S}{\rho}\right)_{m,g} \tag{5.23}$$

　このブラッグ・グレイの空洞理論が成立するためには，次の条件が満たされていなければならない．

（ⅰ）　空洞が存在する領域で荷電粒子平衡が成立していること．

（ⅱ）　空洞によって荷電粒子のフルエンス，エネルギースペクトルおよび方向が攪乱されないこと．

（ⅲ）　空洞内で発生する荷電粒子が無視できる程度であること．

(2) Spencer・Attix の空洞理論

ブラッグ・グレイの空洞理論では，空洞を通過する荷電粒子は"ソフト"な多数回の衝突によって連続的に減速され，電離された電子のすべての運動エネルギーは空洞内に付与されると仮定している．しかし，図1.5 に示すように十分な運動エネルギーをもった電子，すなわち δ 線が放出されるような"ハード"な衝突が起こると空洞を超えた位置にもエネルギーが付与される．このことから Spencer と Attix は，半径方向への投射飛程が空洞の半径と一致するような電子の運動エネルギーをカットオフエネルギー $\varDelta$ として設定し

（ⅰ）　$\varDelta$ 以下ならば，そのすべての運動エネルギーは空洞内に付与される．

（ⅱ）　$\varDelta$ を超えるならば，空洞外に到達するため空洞内に付与されるエネルギーは減少する．

として阻止能を見直し，**制限質量衝突阻止能**（restricted mass collision stopping power）を導入した．現在では放射線治療領域の光子線および電子線に対して，式（5.23）の質量衝突阻止能比 $(S/\rho)_{\mathrm{m,g}}$ に替えて空気に対する水の**制限質量衝突阻止能比** $(L/\rho)_{\mathrm{w,air}}$ を使用して吸収線量の評価を行っている．実際には，評価点の電子のエネルギースペクトルから次式で**平均制限質量衝突阻止能比** $\left(\overline{L_\Delta}/\rho\right)_{\mathrm{w,air}}$ を算出している．

$$\left(\frac{\overline{L_\Delta}}{\rho}\right)_{\mathrm{w,air}}=\frac{\left\{\int_\Delta^{E_{\max}} \Phi_E \left[L_\Delta(E)/\rho\right] dE + \Phi(\Delta)\left[S_{\mathrm{col}}(\Delta)/\rho\right]\right\}_{\mathrm{w}}}{\left\{\int_\Delta^{E_{\max}} \Phi_E \left[L_\Delta(E)/\rho\right] dE + \Phi(\Delta)\left[S_{\mathrm{col}}(\Delta)/\rho\right]\right\}_{\mathrm{air}}} \quad (5.24)$$

ここで，Φ_E は運動エネルギー E をもつ電子のフルエンス，$L_\Delta(E)$ は E の電子に対するカットオフエネルギー Δ での制限質量衝突阻止能，$\Phi(\Delta)$ は Δ の電子のフルエンス，$S_{\mathrm{col}}(\Delta)$ は Δ の電子に対する質量衝突阻止能である．

(3) Burlin の空洞理論

前述の2つの空洞理論では空洞の大きさが十分小さく，荷電粒子は空洞外で発生し空洞内での相互作用は無視できることを条件としてきた．しかし，空洞の大きさが大きくなり，その半径が入射する電子の最大飛程より大きくなると光子と空洞内気体との相互作用が気体の吸収線量に影響を与えるようになる．**Burlin（バーリン）の空洞理論**はこのような大きな空洞電離箱で光子の吸収線量を評価するための理論である．バーリンの空洞理論では，媒質 m と気体 g の吸収線量の比 $D_{\mathrm{m}}/D_{\mathrm{g}}$ を次式で表す．

$$\frac{D_{\mathrm{m}}}{D_{\mathrm{g}}}=d\left(\frac{\overline{S}}{\rho}\right)_{\mathrm{m,g}}+(1-d)\left(\frac{\overline{\mu_{\mathrm{en}}}}{\rho}\right)_{\mathrm{m,g}} \quad (5.25)$$

ここで，$\left(\overline{S}/\rho\right)_{\mathrm{m,g}}$ および $\left(\overline{\mu_{\mathrm{en}}}/\rho\right)_{\mathrm{m,g}}$ は気体 g に対する媒質 m の平均質量阻止能比および平均質量エネルギー吸収係数比，d は空洞内で生じた全電離電荷に対する媒質で発生した電子による電離電荷の割合で，空洞が小さいほど1に近い値となる．

(4) 空洞電離箱の校正

同じ形式の電離箱を同じ放射線場に設置しても電離空洞の体積，すなわち電離空洞内の気体の質量のわずかな違いによって電離箱ごとに応答が異なる．このため，正しい吸収線量の評価のためには個々の電離箱に対する**校正**（calibration）が必須となる．ここでは，放射線治療における水吸収線量計測のための**リファレンス線量計**で必要となる水吸収線量校正定数 $N_{D,w,Q}$（Gy C^{-1}）を例に校正について説明する．

　空洞内の空気の質量が m の電離箱を水中に設置して電離電荷 q が得られ，空気に対する水の質量阻止能比が $(S/\rho)_{w,air}$ であるとき，式（5.24）のブラッグ・グレイの空洞理論から水吸収線量 D_w [Gy] は次式で求めることができる．

$$D_w = \frac{q}{m}\frac{W_{air}}{e}\left(\frac{S}{\rho}\right)_{w,air} \tag{5.26}$$

しかし，正しい水吸収線量評価のためには空洞内の空気の質量 m を正しく決定する必要があるが，m を測定で得ることは難しい．**水吸収線量校正定数** $N_{D,w,Q}$ [Gy C^{-1}] は線質 Q の水吸収線量標準 D_w^{std} [Gy] とその場に設置された電離箱で得られる電離電荷 q [C] の比として与えられていることから，式（5.26）を用いて次式のように置き換えることができる．

$$N_{D,w,Q} = \frac{D_w^{std}}{q} = \frac{1}{m}\frac{W_{air}}{e}\left(\frac{S}{\rho}\right)_{w,air} \tag{5.27}$$

ここで，W_{air}，e，$(S/\rho)_{w,air}$ は定数として与えられるので，上式が示すように校正の意義の1つは空洞内の空気の質量 m を決定することであることが理解できる．コバルト校正定数 N_C（**照射線量校正定数**），空気カーマ校正定数 N_K

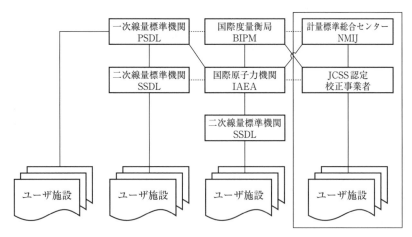

図5.11　線量に関する国際計量システムと日本の線量校正体系

も同様な意義をもっている．

　図5.11に線量に関する国際計量システムと日本の線量校正体系示す．一次線量標準機関である国際度量衡局BIMPと日本の計量標準総合センターNMIJは定期的な国際比較によって相互に線量標準が維持されていることを確認している．一方，**JCSS**（Japan calibration service system）**認定**を受けた校正事業者は定期的にNMIJで電離箱の校正を行い，国家標準との**トレーサビリティ**を確保している．したがって，ユーザ施設のリファレンス電離箱を定期的にJCSS認定校正事業者で校正し，そのリファレンス電離箱を用いて計測して吸収線量を評価することによって，国家標準との間で吸収線量のトレーサビリティが確保されることになる．

5.1.5 水吸収線量

　同じ放射線場であっても照射される物質が異なるとその吸収線量は異なる．表5.2に主な人体組織の元素組成，密度ρ，そして原子量に対する原子番号の比の平均Z/Aを示す．表が示すように人体を構成する筋肉，脂肪，骨組織などでは均質ではない．このため放射線治療では人体組織を代表する基準物質水をとして**水吸収線量**を評価することが一般的である．

表5.2　主な人体組織の元素組成，密度ρ，Z/A

		水	筋 肉	脂 肪	骨 質 （皮質骨）	空 気
元素組成（重量比）	H	0.112	0.102	0.114	0.034	
	C		0.143	0.598	0.155	0.0001
	N		0.034	0.007	0.042	0.7553
	O	0.888	0.710	0.278	0.435	0.2318
	Na		0.001	0.001	0.001	
	Mg				0.002	
	P		0.002		0.103	
	S		0.003	0.001	0.003	
	Cl		0.001	0.001		
	Ar					0.0128
	K		0.004			
	Ca				0.225	
$\rho\,[\mathrm{g\,cm^{-3}}]$		1.00	1.05	0.95	1.92	0.0012
Z/A		0.5551	0.5500	0.5558	0.5148	0.4992

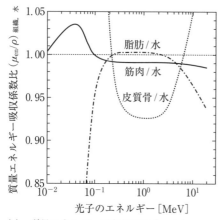

(a) 質量エネルギー吸収係数比 $(\mu_{en}/\rho)_{組織,水}$

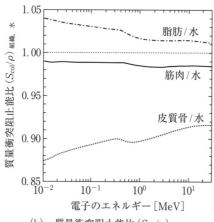

(b) 質量衝突阻止能比 $(S_{col}/\rho)_{組織,水}$

図 5.12
光子および電子のエネルギーによる $(\mu_{en}/\rho)_{組織,水}$ および $(S_{col}/\rho)_{組織,水}$ の変化

　これは，水は地球上でどこでも均一な組成であり，入手が容易で安価，およそ8割の水を含む筋肉など軟部組織と等価な放射線特性をもつためである．図5.12（a）に光子に対する質量エネルギー吸収係数比 $(\mu_{en}/\rho)_{物質,水}$，同図（b）に電子に対する物質の質量衝突阻止能比 $(S_{col}/\rho)_{物質,水}$ のエネルギーによる変化を示す．放射線治療に使用される光子のエネルギー範囲ではコンプトン散乱が主であり $(\mu_{en}/\rho)_{物質,水}$ はほぼ1に近い値をとり，エネルギーによる変化も小さい．また，電子でも同様にほぼ1に近い値をとり，エネルギーによる変化も小

さい．これらから，放射線治療のエネルギー範囲において等価な放射線特性を
もつ水が軟部組織の代用として使用されることが理解できる．また，水吸収線
量 $D_水$ を正しく評価することによって，同じ放射線場に組織を置き替えた場合
の吸収線量 $D_組織$ も次式で容易に算出することができる．

$$D_組織 = D_水 \, (\mu_{en}/\rho)_{組織, 水} \quad （光子の場合） \tag{5.28}$$

$$D_組織 = D_水 \, (S_{col}/\rho)_{組織, 水} \quad （荷電粒子の場合） \tag{5.29}$$

以上の理由から，断りのない限り放射線治療では水吸収線量を吸収線量と省略
して表記する．

5.1.6 水吸収線量計測

放射線治療では治療成績が吸収線量に依存して変化するので，厳密な吸収線
量の評価を行う必要がある．このため，この項では外部放射線治療における**水
吸収線量の標準計測法**を例に空洞電離箱による吸収線量計測について説明す
る．

標準計測法では水吸収線量校正定数 N_{D,w,Q_0} が与えられたリファレンス線量
計を使用し，線質 Q の放射線を基準条件で照射して得られる電位計の表示値
M_Q であるとき，水吸収線量 $D_{w,Q}$ を次式で評価することとしている．

$$D_{w,Q} = M_Q \, N_{D,w,Q_0} \, k_{Q,Q_0} \tag{5.30}$$

ここで，k_{Q,Q_0} は電離箱校正での線質 Q_0 と評価対象の線質 Q における電離箱の
応答の変化を補正するための**線質変換係数**である．また上式において電離箱校
正時と測定環境が異なることを補正するため，補正前の電位計の表示値の平均
$\overline{M_Q^{raw}}$ に対して電位計校正定数 k_{elec}，温度気圧補正係数 k_{TP}，イオン再結合補正
係数 k_s および極性効果補正係数 k_{pol} を用いて次式によって M_Q を算出する．

$$M_Q = \overline{M_Q^{raw}} k_{elec} \, k_{TP} \, k_s \, k_{pol} \tag{5.31}$$

(1) 線質変換係数

同じ電離電荷を得ても線種，エネルギー，電離箱の構造や材質によって水吸
収線量が異なることから，次式のように線質 Q_0 での N_{D,w,Q_0} に対する線質 Q
での $N_{D,w,Q}$ の比，線質変換係数 k_{Q,Q_0} で電離箱の応答の変化を補正する．

$$k_{Q,Q_0} = \frac{N_{D,w,Q}}{N_{D,w,Q_0}} = \frac{D_{w,Q}/M_Q}{D_{w,Q_0}/M_{Q_0}} \tag{5.32}$$

しかし，すべての線質について水吸収線量標準を確立することは困難であるから線量計の表示値 M_{Q_0} および M_Q が等しい場合の水吸収線量の比 $D_{w,Q}/D_{w,Q_0}$ から次式で計算によって算出することができる．

$$k_{Q,Q_0}=\frac{D_{w,Q}}{D_{w,Q_0}}=\frac{\left[(S_{col}/\rho)_{w,air}\,W_{air}\,P_{wall}\,P_{cav}\,P_{dis}\,P_{cel}\right]_Q}{\left[(S_{col}/\rho)_{w,air}\,W_{air}\,P_{wall}\,P_{cav}\,P_{dis}\,P_{cel}\right]_{Q_0}} \qquad (5.33)$$

右辺の第1項では質量衝突阻止能比 $(S_{col}/\rho)_{w,air}$ の線質による変化を補正する．光子線と電子線に対しては $(S_{col}/\rho)_{w,air}$ を制限質量衝突阻止能比 $(L/\rho)_{w,air}$ に置き換える．図5.13に空気に対する水の制限質量衝突阻止能比 $(L/\rho)_{w,air}$ の電子エネルギーによる変化を例として示す．網掛けで示された1 MeV以上のエネルギー範囲では $(L/\rho)_{w,air}$ の変化が急であり，エネルギーによって電離箱の応答が変化することが理解できる．第2項は空気中で1イオン対生成に費やされる平均エネルギー W_{air} が陽子線，重粒子線では異なることに対する補正である．第3項以降は，水中に電離箱を設置することで生じるフルエンス擾乱の補正項であり，擾乱補正係数算出法を図5.14で説明する．水吸収線量が D_1 である水中の任意の点を中心に空洞を設けて得られる空気の吸収線量が D_2 であるとき，その比 D_1/D_2 は次式のように質量衝突阻止能比 $(S_{col}/\rho)_{w,air}$，空洞を設けたことによる電子フルエンスの変化に対する**空洞補正係数** P_{cav}，および空洞の幾何学的中心と電離箱の実効中心との変位に対する**変位補正係数** P_{dis} を表

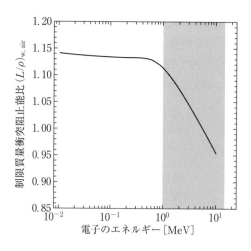

図5.13
空気に対する水の制限質量衝突阻止能比 $(L/\rho)_{w,air}$ の電子エネルギーによる変化

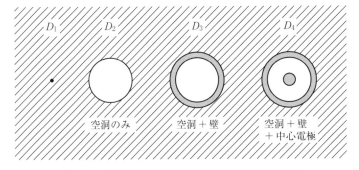

図5.14 円筒形電離箱における擾乱補正係数の説明

すことになる.

$$\frac{D_1}{D_2} = (S_{col}/\rho)_{w,air}\, P_{cav}\, P_{dis} \tag{5.34}$$

上式で $P_{cav}\, P_{dis}$ を一括して**置換補正係数** P_{repl} とすることもある. 次に空洞の周囲に電離箱壁を設けると水との不等価性により吸収線量は D_3 に変化する. したがって, その比 D_2/D_3 から次式のように**壁補正係数** P_{wall} が求められる.

$$\frac{D_2}{D_3} = P_{wall} \tag{5.35}$$

さらに中心電極を設けることでの擾乱により吸収線量は D_4 に変化する. このことから, 吸収線量の比 D_3/D_4 から空気と円筒形電離箱の中心電極との不等価性に対する**中心電極補正係数** P_{cel} が次式のように求められる.

$$\frac{D_3}{D_4} = P_{cel} \tag{5.36}$$

(2) 電位計校正定数

電位計が表示する単位がたとえクーロンを表す 'C' であっても, 正しい電荷が表示されているという保証はない. このため, 電位計について電荷の校正サービスが提供されている. **電位計校正定数** k_{elec} は, 電位計の表示値を真の電荷に換算する校正定数であり, 単位は C 'C'$^{-1}$ あるいは C rdg^{-1} である. 電離箱と電位計が接続された状態の**一体校正**で電離箱の校正が行われた場合は, 電位計校正定数 k_{elec} を 1 とする.

(3)　温度気圧補正係数

式（5.1）を利用して温度，気圧による空洞内の空気の質量の変化を補正する．ただし，空洞内の空気の温度を測定することは難しいので，周囲の水と温度平衡になるよう十分時間を置いた後の水温を利用する．密封型の電離箱では空洞内の気体の質量に変化はないので温度気圧補正を行う必要はない．

(4)　イオン再結合補正係数

電離箱で電離電荷を測定する場合，問題となるのは生成されるイオン対のすべての電荷を収集できないことである．図5.15に印加電圧 V による電位計の表示値 M の変化の一例を，**ヤッフェ（Jaffe）プロット**という方法で示す．この図では，印加電圧が大きく $1/V$ が小さいほど，$1/M$ は小さい値，すなわち M が大きくなることを示し，印加電圧無限大（$1/V \cong 0$）での飽和電離電荷が得られることを示している．この原因は初期再結合と一般再結合の2つの再結合で説明されている．**初期再結合**は1個の飛跡に沿って生成された正負のイオン同士が再結合する現象である．初期再結合は飛跡上のイオン密度に依存することから高 LET の重荷電粒子で補正が必要になる．初期再結合は線量率には依存しないので，収集電荷 M は印加電圧 V とその電圧での飽和電離電荷 M_s の直線関係で表すことができる．

$$\frac{1}{M} = \frac{1}{M_s} + \frac{c}{V} \tag{5.37}$$

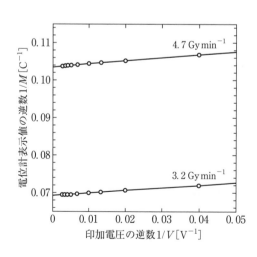

図5.15
印加電圧による収集電荷の変化の一例（Jaffe プロット）

ここで，c は定数である．したがって，初期再結合に対する**イオン再結合補正係数** $k_\mathrm{s}^\mathrm{ini}$ は次式で求めることができる．

$$k_\mathrm{s}^\mathrm{ini}=\frac{M_\mathrm{s}}{M}=1+\frac{c\,M_\mathrm{s}}{V} \tag{5.38}$$

　一方，**一般再結合**はイオンが電界によって集電極に移動する過程において異なった飛跡で生成された正負のイオン同士が再結合する現象である．したがって，空洞内に生成されるイオン対数，すなわち線量率に依存することになる．リニアックが発生するパルス放射線ではパルス当たりの線量率が非常に大きく，一般再結合に対する補正が必要となる．この場合，**2 点電圧法**による**イオン再結合補正係数** k_s が推奨されている．この方法では，通常印加する電圧 V_1 と，V_1 の 2 分の 1 以下の電圧 V_2 の 2 つの電圧を電離箱に印加して測定を行う．印加電圧 V_1 および V_2 での線量計の表示値がそれぞれ M_1 および M_2 であるとき，k_s は次式で求められる．

$$k_\mathrm{s}=a_0+a_1\left(\frac{M_1}{M_2}\right)+a_2\left(\frac{M_1}{M_2}\right)^2 \tag{5.39}$$

ここで，a_0，a_1 および a_2 は定数で，V_1 と V_2 の比に対する値が与えられている．放射性同元素からの連続放射線に対しては，次式で k_s を算出する．

$$k_\mathrm{s}=\frac{(V_1/V_2)^2-1}{(V_1/V_2)^2-(M_1/M_2)} \tag{5.40}$$

イオン収集効率を上げる（k_s を 1 に近づける）ことを目的に印加電圧を定格の電圧以上にすることは，電離イオンによる二次電離（ガス増幅）や絶縁破壊を引き起こす可能性があるので避けなければならない．印加電圧を切り替える場合，表示値が安定するまで時間を要することがあり 2 点電圧法が採れないような場合には **Boag の方法**でイオン再結合補正を行うこともできる．

(5)　極性効果補正係数

　極性効果は集電極に正の電位を印加して負のイオンを収集するか，負の電位を印加して正のイオンを収集するかによって電位計の表示値が変化する現象である．集電極近傍に流入あるいは流出する正と負のイオン数が異なる場合に生じる現象である．極性効果が有意である場合は，正および負それぞれの印加電圧での電位計の表示値 M_raw^+ および M_raw^- の絶対値の平均を M として採用し，

極性効果補正係数 k_{pol} を1とする．どちらか一方の極性だけで測定する場合は k_{pol} を次式で算出して，通常使用する極性での表示値 M_{raw} の補正を行う．

$$k_{pol} = \frac{|M_{raw}^+| + |M_{raw}^-|}{2|M_{raw}|} \tag{5.41}$$

印加電圧の極性によって電位計の表示値が変化するかどうかは，線質ごと，電離箱ごとに確認しておく必要がある．光子線の場合は極性効果を無視できることがあるが，荷電粒子の場合，特に電子線では極性効果が顕著に現れることがある．

次から，各線種での水吸収線量計測について説明する．

5.1.7　光子線の水吸収線量計測

(1)　線質指標 $TPR_{20,10}$

線質指標は線質変換係数 k_{Q,Q_0} を決定するために線種ごとに決められている．光子線に対する線質指標として組織ファントム比 $TPR_{20,10}$ を用いる．表5.3 に $TPR_{20,10}$ および水吸収線量計測の基準条件，図5.16 に幾何学的配置を示す．$TPR_{20,10}$ は線源-電離箱間距離 $SCD = 100\,cm$，照射野 $A = 10\,cm \times 10\,cm$ における水ファントムの深さ $d = 20\,g\,cm^{-2}$ と $10\,g\,cm^{-2}$ での吸収線量 D の比として次式で定義されている．

$$TPR_{20,10} = \frac{D\,(d = 20\,g\,cm^{-2}, A = 10\,cm \times 10\,cm)}{D\,(d = 10\,g\,cm^{-2}, A = 10\,cm \times 10\,cm)} \tag{5.42}$$

ここで，吸収線量 D の比は電位計の表示値 M の比と置き換えることができる．

表5.3　光子線の水吸収線量計測の基準条件

項　目	基準値あるいは基準条件
ファントム材質	水
電離箱	ファーマ形
校正深 d_c	$10\,g\,cm^{-2}$
電離箱の基準点	電離空洞の幾何学的中心
SCD	$100\,cm$
照射野 A	$10\,cm \times 10\,cm$

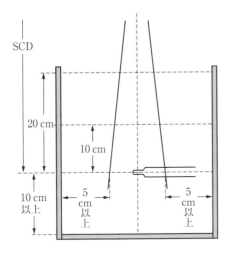

SCD

20 cm

10 cm

10 cm
以上

5
cm
以
上

5
cm
以
上

図5.16
光子線の線質指標 $TPR_{20,10}$ および校正深水吸収線量計測の幾何学的配置

(2) 校正深水吸収線量,線量最大深水吸収線量

校正深(calibration depth;d_c)は水吸収線量を校正する目的で指定されたビーム軸上の深さのことであり,その深さでの水吸収線量を**校正深水吸収線量**という.校正深水吸収線量の計測にはファーマ形電離箱が指定されている.**ファーマ形電離箱**は図5.17(a)に示すように直径0.6 cm,長さ2.4 mm前後,電離体積がおよそ 0.6 cm³ の円筒形電離箱である.ファントムの校正深 $d_c = 10\,\mathrm{g\,cm^{-2}}$ の位置にファーマ形のリファレンス線量計の電離空洞の中心を一致させ,$SCD = 100\,\mathrm{cm}$,照射野 $A = 10\,\mathrm{cm} \times 10\,\mathrm{cm}$ の条件で複数回の照射を行い,電位計の表示値の平均 $\overline{M}_Q^{\mathrm{raw}}$ を得る.電離箱の形式と線質指標 $TPR_{20,10}$ から線質変換係数 k_{Q,Q_0} を読み取り,式(5.31)および(5.30)により校正深水吸収線量 $D(d_c, A)$ を算出する.一般的に光子線では線量最大深 $d_{\max}$ を基準深として治療装置のモニタ線量計の応答を調整している.したがって,照射野 $A = 10\,\mathrm{cm} \times 10\,\mathrm{cm}$,校正深 $d_c = 10\,\mathrm{g\,cm^{-2}}$ での**組織最大線量比** $TMR(d_c, A)$ から次式により**線量最大深水吸収線量** $D(d_{\max}, A)$ を求める.

$$D(d_{\max}, A) = \frac{D(d_c, A)}{TMR(d_c, A)} \tag{5.43}$$

さらに,照射時のモニタ設定値 $N(\mathrm{MU})$ と $D(d_{\max}, A)$ から MU 当たりの水吸収線量 $DMU\,(\mathrm{Gy\,MU^{-1}})$ を次式で算出して,モニタ線量計の管理を行う.

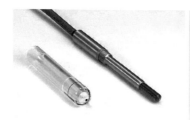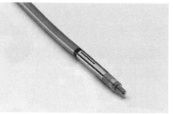

（a）ファーマ形電離箱　　　　（b）線量分布計測用小型電離箱

図5.17　水吸収線量および線量分布計測用円筒形電離箱
（画像提供：ユーロメディテック社）

$$DMU = \frac{D\,(d_{\max},\,A)}{N} \tag{5.44}$$

(3)　線量分布の計測

　光子線では，基準深のみで水吸収線量の絶対量を評価し，深さ方向および側方の線量分布は線量計表示値 M の比として相対値を表すことが多い．これは，深さによる二次電子のエネルギースペクトルの変化が無視できるからである．ただし，側方の線量の変化が大きい半影部分では図5.17（b）に示すような空洞の直径が $0.2\,\mathrm{cm}$ ほどの小体積の円筒形電離箱，深さ方向の線量変化が大きいビルドアップ領域では平行平板形を使用することが推奨される．ただし，平行平板形電離箱を用いたとしても，電極間隔が大きい，あるいは集電極を取り囲む保護電極の幅が不十分である場合など，図5.18（a）に示すように電離空洞の前壁以外からの電子の混入によって正しい線量分布を計測できないことがある．厳密な表面線量やビルドアップ領域の線量分布計測には同図（b）に示す外挿電離箱が利用できる．**外挿電離箱**は同図（c）に示すように薄い入射ウィンドウをもち，マイクロメータで集電極を移動させることによって電極間隔を連続的に変化させて計測することができる．電極間隔に対する電離電荷の変化をプロットして，電極間隔0へ外挿することによって全電離電荷から電離空洞前壁以外からの電子による電離電荷を除去することができる．

　光子線の線量分布計測の場合，電離箱の基準点は平行平板形ならば電離空洞内前面の中心，半径 r_{cyl} の電離空洞のファーマ形ならば幾何学的中心から $0.6\,r_{\mathrm{cyl}}$ 線源側の点とする．

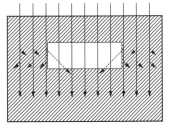

（a）　空洞前壁以外からの電子の混入

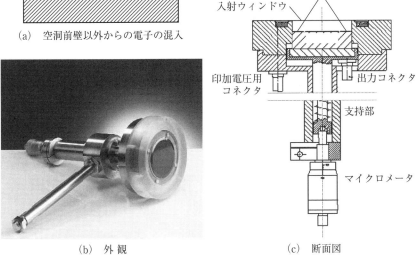

（b）　外　観　　　　　　　　　　　（c）　断面図

図5.18　外挿電離箱の構造（画像提供：ユーロメディテック社）

5.1.8　電子線の水吸収線量計測

(1)　線質指標 R_{50}

電子線では線質指標として線量半価深 R_{50} を用いる．表5.4に R_{50} および水吸収線量計測の基準条件を示す．電離箱はすべてのエネルギー範囲で平行平板形，$R_{50} \geqq 4\,\mathrm{g\,cm^{-2}}$ では円筒形を使用することができる．いずれの電離箱でも基準点の深さを測定深とする．$SSD=100\,\mathrm{cm}$，照射野 A_0 は $R_{50} \leqq 7\,\mathrm{g\,cm^{-2}}$ では $10\,\mathrm{cm} \times 10\,\mathrm{cm}$ が推奨されている．水中の深さによる電離電荷の変化，**深部電離量百分率**（PDI）を図5.19に示すようにプロットする．電子線では PDI と**深部量百分率** PDD が一致しないので，PDI が最大値の50%の深さ，電離量半価深 $I_{50}\,[\mathrm{g\,cm^{-2}}]$ から次式によって線量半価深 $R_{50}\,[\mathrm{g\,cm^{-2}}]$ を決定する．

表5.4　電子線の線質指標 R_{50} および水吸収線量計測の基準条件

項　目	基準値あるいは基準条件
ファントム材質	水（$R_{50} \geq 4 \, \mathrm{g \, cm^{-2}}$） 水または固体ファントム（$R_{50} < 4 \, \mathrm{g \, cm^{-2}}$）
電離箱	平行平板形またはファーマ形（$R_{50} \geq 4 \, \mathrm{g \, cm^{-2}}$） 平行平板形（$R_{50} < 4 \, \mathrm{g \, cm^{-2}}$）
校正深 d_c	$0.6 \, R_{50} - 0.1 \, \mathrm{g \, cm^{-2}}$
電離箱の基準点	平行平板形：電離空洞内前面の中心 ファーマ形：電離空洞の幾何学的中心から $0.5 \, r_{cyl}$ 線源側
SSD	100 cm
照射野 A_0	$10 \, \mathrm{cm} \times 10 \, \mathrm{cm}$（$R_{50} \leq 7 \, \mathrm{g \, cm^{-2}}$） （または出力係数の基準とする照射野）

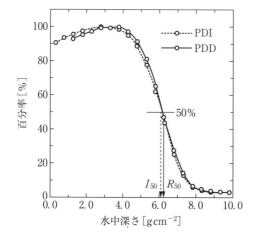

図5.19
電子線の電離量百分率と
深部量百分率の比較

$$R_{50} = 1.029 \, I_{50} - 0.06 \, \mathrm{g \, cm^{-2}} \quad (I_{50} \leq 10 \, \mathrm{g \, cm^{-2}}) \tag{5.45}$$

$$R_{50} = 1.059 \, I_{50} - 0.37 \, \mathrm{g \, cm^{-2}} \quad (I_{50} > 10 \, \mathrm{g \, cm^{-2}}) \tag{5.46}$$

(2)　校正深水吸収線量，線量最大深水吸収線量

　電離箱が平行平板形ならば電離空洞内前面の中心，電離空洞の半径 r_{cyl} のファーマ形ならば幾何学的中心から $0.5 \, r_{cyl}$ 線源側の点を校正深 $d_c = 0.6 \, R_{50} - 0.1 \, \mathrm{g \, cm^{-2}}$ に一致させ，$SCD = 100 \, \mathrm{cm}$，照射野 $A = 10 \, \mathrm{cm} \times 10 \, \mathrm{cm}$ の条件で複数回の照射を行い，電位計の表示値の平均 $\overline{M_Q^{raw}}$ を得る．電離箱の形式と R_{50} から線質変換係数 k_{Q,Q_0} を読み取り，式（5.31）および（5.32）により校正深**水吸収線量** $D(d_c, A_0)$ を算出する．一般に電子線では線量最大深 d_{max} を基準深

とするので，照射野 $A = 10\ \mathrm{cm} \times 10\ \mathrm{cm}$，校正深 d_c での深部量百分率 $PDD\,(d_c, A_0)$ から次式により**線量最大深水吸収線量** $D(d_{\max}, A_0)$ を算出する．

$$D\,(d_{\max}, A_0) = \frac{100\,D\,(d_c, A_0)}{PDD\,(d_c, A_0)} \tag{5.47}$$

(3)　線量分布の計測

電子線では深さによってエネルギーが変化するため，図 5.18 に示すように深部電離量百分率 PDI と深部線量百分率 PDD は一致しない．このため，平行平板形電離箱を使用するならば P_wall，P_cav，P_dis の変化は無視できるとして式（5.33）を簡略した次式で電子線の PDD を算出する．

$$PDD\,(d, A_0) = 100\,\frac{\left[M_\mathrm{raw} \left(\dfrac{\overline{L}}{\rho} \right)_\mathrm{w,air} \right]_d}{\left[M_\mathrm{raw} \left(\dfrac{\overline{L}}{\rho} \right)_\mathrm{w,air} \right]_{d_{\max}}} \tag{5.48}$$

このとき，線質指標 R_{50} の電子線に対する水中深さ d での $(L/\rho)_\mathrm{w,air}$ は，次の回帰式で求められる．

$$\left(\frac{\overline{L}}{\rho} \right)_\mathrm{w,air} (R_{50}, d) = \frac{a_0 + a_1 x + a_2 x^2 + a_3 y}{1 + a_4\,x + a_5\,x^2 + a_6\,x^3 + a_7 y} \tag{5.49}$$

（ただし，$1\ \mathrm{cm} \leqq R_{50} \leqq 19\ \mathrm{cm}$，$0.2 \leqq d/R_{50} \leqq 1.2$）

ここで，$x = \log_e R_{50}$，$y = d/R_{50}$，また，回帰式の各係数は

$a_0 = 1.0752$，　$a_1 = -0.50867$，　$a_2 = 0.088670$，　$a_3 = -0.08402$

$a_4 = 0.42806$，　$a_5 = 0.064627$，　$a_6 = 0.003085$，　$a_7 = -0.12460$

5.1.9　陽子線および炭素線の水吸収線量計測

(1)　線質指標

陽子線では**線質指標**として測定深から実用飛程 R_p までの距離，残余飛程 R_res を用いる．表 5.5 に R_res 測定の基準条件を示す．電離箱の基準点は円筒形では電離空洞の幾何学的中心，平行平板形では電離空洞内前面の中心とする．炭素線には線質指標の指定はない．

(2)　基準深水吸収線量

陽子線および炭素線では電離箱の基準点を**拡大ブラッグピーク**（SOBP）の

表5.5　陽子線の線質指標 R_{res}，陽子線および炭素線の水吸収線量計測の基準条件

項　目	基準値または基準条件	
	陽子線	炭素線
ファントム材質	水	水
電離箱	円筒形，平行平板形	円筒形，平行平板形
	（$R_{res} \geq 0.5\,\mathrm{g\,cm^{-2}}$）	（SOBP 幅 $\geq 2\,\mathrm{g\,cm^{-2}}$）
	平行平板形（$R_{res} < 0.5\,\mathrm{g\,cm^{-2}}$）	平行平板形（SOBP 幅 $< 2\,\mathrm{g\,cm^{-2}}$）
基準深 z_{ref}	SOBP の中心	SOBP の中心
電離箱の基準点	円筒形：電離空洞の幾何学的中心	円筒形：幾何学的中心から 0.75 r_{cyl} 線源側
	平行平板形：電離空洞内前面の中心	平行平板形：電離空洞内前面の中心
SSD	治療で使用する距離	治療で使用する距離
照射野（A_0）	10 cm×10 cm	10 cm×10 cm
	または出力係数の基準とする照射野	

中心に一致させる．陽子線では電離箱の形式と R_{res} から，炭素線では電離箱の形式から線質変換係数 k_{Q,Q_0} を読み取り，式（5.31）および（5.30）により基準深水吸収線量 $D(z_{ref}, A_0)$ を算出する．

5.1.10　中性子線の水吸収線量計測

中性子と物質の相互作用は，その種類と断面積が運動エネルギー，物質の原子番号，質量数によって大きく異なる．たとえば，速中性子と水素原子核の弾性散乱では高速の反跳陽子が放出される．中性子線には標準計測法が用意されていないが，速中性子線ではブラッグ・グレイの空洞理論を用いて，媒質中の空洞に生ずる電荷の測定から媒質の吸収線量を求めることができる．空洞の大きさは反跳陽子の飛程の 1/10 以下に抑える必要があるので中性子エネルギー2 MeV では空洞の大きさを 2.25 mm 以下にしなければならない．空洞中の気体に生じた電離電荷が q であるとき，媒質の吸収線量 D_m は式（5.23）により求められる．このとき，反跳陽子以外の荷電粒子は無視できるとして質量衝突阻止能比 $(S/\rho)_{m,g}$ は反跳陽子のみの値を使用できる．また，媒質の吸収線量 D_m から組織 t の吸収線量 D_t への変換は次式で行う．

$$D_t = \frac{\left(\sum_i N_i\,\sigma_i\,k_i\right)_t}{\left(\sum_i N_i\,\sigma_i\,k_i\right)_m} \tag{5.50}$$

ここに，N_i, σ_i, k_i はそれぞれ対象物質中の i 番目の原子の単位質量当たりの原子数，その原子との相互作用断面積，平均のエネルギー損失の割合である．電離箱の壁材および気体に組織等価物質を使用すれば，空洞の大きさを小さくすることもなく，式（5.23）の $(S/\rho)_{m,g}$ を 1 とすることができ，中性子のエネルギー分布が不明でも吸収線量を測定することができる．このような電離箱を**組織等価電離箱**（tissue equivalent ionization chamber）という．組織等価電離箱の一例として，壁材の元素組成（重量比）H(0.101)，N(0.035)，C(0.864)，気体（分圧）を CH$_4$(0.644)，CO$_2$(0.324)，N$_2$(0.032) とした**組織等価気体**が用いられる．

5.2 カロリメータ

放射線を照射することによって物質にエネルギーが付与され，そのエネルギーによって物質の温度は上昇する．**カロリメータ**（calorimeter，**熱量計**）は，この温度上昇を計測することによって吸収線量を評価できる原理的な計測器である．

生体の吸収線量計測では，水を吸収体とした**水カロリメータ**，あるいは炭素単体の鉱物であるグラファイトを吸収体とした**グラファイトカロリメータ**が使用されている．水およびグラファイトの**比熱容量**はそれぞれ 4.18×10^3 J kg^{-1}℃$^{-1}$ および 0.71×10^3 J kg^{-1}℃$^{-1}$ であり，水の比熱容量はグラファイトに対して約 6 倍大きい．すなわち 1 Gy 照射した場合，水ではわずかに 0.24×10^{-3}℃ の温度上昇であるのに対してグラファイトでは 1.41×10^{-3}℃ の温度上昇が得られる．さらに水カロリメータでは化学変化による熱欠損の補正，液体であるため対流を抑制する温度コントロール，などが必要であることから日本を含む多くの国では吸収線量の標準器としてグラファイトカロリメータが採用されている．

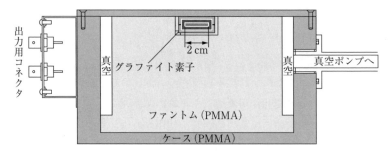

（a）　グラファイトカロリメータ全体の断面図

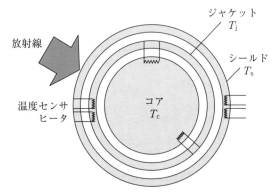

（b）　グラファイト素子部の拡大図

図5.20　グラファイトカロリメータの構造と動作の説明図

　図5.20（a）にグラファイトカロリメータ全体の断面図を示す．カロリメータには真空ポンプが接続され真空が保たれている．カロリメータの大部分はPMMAであり，その中に熱量を測定するためのグラファイト素子が埋め込まれている．同図（b）にグラファイト素子部の拡大図を示す．グラファイト素子は3層構造で，一番中心にコア，それを取り囲むように円筒形のジャケット，さらにその外側を円筒形のシールドが囲み，それぞれの素子間には小さな間隙があって熱の交換がないような構造となっている．コア，シールド，ジャケットにはそれぞれ加温するためのヒータと，温度を計測するためのサーミスタが取り付けられている．サーミスタの抵抗が2kΩ，温度係数が75Ω℃$^{-1}$である場合，1Gyの吸収線量で抵抗が0.1Ω減少する．このわずかな抵抗の変

化をブリッジ回路で検出して温度変化を計測している．カロリメータでは次に説明する（1）定温度法，または（2）準断熱法で吸収線量計測を行っている．

（1） 定温度法

定温度法ではコア，ジャケット，シールドのそれぞれの温度 T_c, T_j, T_s, および室温 T_r を常に一定の温度差となるよう，それぞれのヒータに供給される電力を PID 制御しておく．それぞれの温度が $T_c > T_j > T_s > T_r$ で，コアに供給される電力 P_{off} が一定となった後，放射線照射を開始する．図 5.21（a）に定温度法における照射によるコアの温度 T_c とコアに供給される電力 P の変化を示す．放射線照射によってコアにエネルギーが付与され，T_c が上昇し始める．しかし，T_c を一定に保つ制御のためヒータへの供給電力は P_{on} に減少することになる．このコアに取り付けられたヒータに供給される電力 P_{off} と P_{on} の差，照射時間 t，およびコアの質量 m_c からグラファイトの吸収線量 D_{gr} は次式で求められる．

$$D_{gr} = \frac{(P_{off} - P_{on})t}{m_c} \tag{5.51}$$

定温度法ではコア，ジャケット，シールド間の温度差が常に一定で安定している必要があるため，線量率が一定な ^{60}Co などの放射性同位元素を線源とした吸収線量の標準場が確立されている．

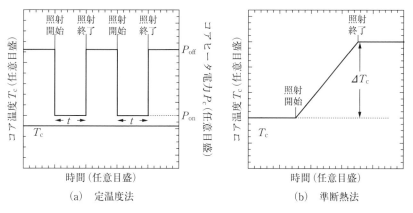

図 5.21 照射によるカロリメータのコア温度 T_c とコアに供給される電力 P の変化

(2) 準断熱法

準断熱法ではシールドの温度 T_s を室温 T_r よりわずかに高く一定温度になるように制御して室温の変動による温度変化を遮断する．同様にジャケットの温度 T_j がコアの温度 T_c と常に同じになるようにジャケットのヒータ電力を制御してコアを断熱状態にする．放射線照射を開始した後もこの断熱状態を保ち続けるようヒータ電力を制御する．図5.21（b）に準断熱法における照射によるコア温度 T_c の変化を示す．一定時間照射した後のコア温度の変化 ΔT_c，およびグラファイトの比熱容量 C から吸収線量 D_{gr} は次式で求められる．

$$D_{gr} = \frac{\Delta T_c\, C}{m_c} \tag{5.52}$$

準断熱法は線量率が変動するような放射線場に応用できるので，加速器による吸収線量の標準場で利用されている．

以上から，グラファイトの吸収線量 D_{gr} が計測できれば，同じ場における水の吸収線量 D_w は次式で算出することができる．

$$D_w = D_{gr}\, k \left(\frac{\mu_{en}}{\rho} \right)_{w,gr} \tag{5.53}$$

ここで，$(\mu_{en}/\rho)_{w,gr}$ はグラファイトに対する水の質量エネルギー吸収係数比，k は種々の補正係数である．

5.3 　半　導　体

半導体検出器の放射線検出の基本原理と種類や特性については3.2節に，高純度ゲルマニウム（HPGe）半導体検出器を用いたX線・γ線スペクトル測定については4.1節で詳しく記述されているため，ここでは，吸収線量測定に用いられる半導体検出器とその特性について述べる．

5.3.1　半導体検出器による線量測定

シリコン（Si）半導体検出器は，1960年初頭から荷電粒子スペクトル測定用の検出器として用いられていたが，（1）小型であること（2）高圧電源が必要ないこと（3）検出効率が高いこと（4）エネルギー分解能が高いこと（5）

表5.6 微小領域での線量測定に用いられるアクティブ型の固体線量計の種類と仕様[13]

固体 線量計	検出器タイプ	製造者	model	有感体積 [cm³]	有感厚 [mm]	寸法 [mm]
Diamond	Diamond	PTW	60003	1.8×10^{-3}	2.2	7.3
PFD	Shielded diode	Scanditronix	DEB010	29×10^{-5}	2.5	7
EFD	Unshielded diode	Scanditronix	DEB000	29×10^{-5}	2.5	7
SFD	Stereotactic diode	Scanditronix	DEB050	1.7×10^{-5}	0.6	5

入射放射線のエネルギーに比例した出力が得られること（6）出力パルスの立ち上がりが高いこと（7）目的に応じた検出器の製作が容易であること，などの特徴からすぐに医療分野での応用が進み in vivo（生体内）での線量計測などにも使われるようになった[11,12].

　現在では，リアルタイムでかつ，高空間分解能での線量測定が要求される強度変調放射線治療（IMRT）や画像誘導放射線治療（IGRT）をはじめとする高精度放射線治療の領域において，ポイント線量に限らず，二次元または三次元の線量分布測定にも用いられている.

　微小領域での線量測定に用いられるアクティブ型（リアルタイムで線量測定が可能）の**固体線量計**に，**ダイヤモンド**（Diamond）**検出器**や**PFD**（photon field diode），**EFD**（electron field diode），**SFD**（stereotactic field diode）などがある．表5.6に種類と仕様について示す．対象となる放射線種や測定領域によって使い分ける必要があり，IMRT などに必要とされる微小領域の線量測定には，有感体積の小さな SFD などが適している.

　図5.22に表5.6で示した固体線量計の構造と内部 X 線写真を示す．一般的なダイヤモンド検出器は，ダイヤモンドの面積が3〜15 mm²で0.2〜0.4 mm厚のものが利用される．表5.6および図5.22で紹介したダイヤモンド検出器は，2.2 mm 角で0.3 mm 厚のプレート状の結晶を使用している．電子線や散乱線の測定で利用される EFD は，p 型 Si 半導体を用いている．基本構造は，光子線の測定に用いられる PFD の構造とほぼ同じである．PFD には，低エネルギーの散乱光子を吸収させるためにシリコン下部にエポキシにタングステンを混合させたエネルギー補償型の半導体が用いられている.

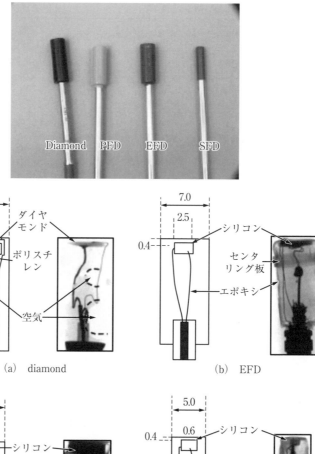

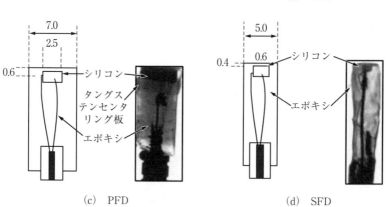

（a）diamond

（b）EFD

（c）PFD

（d）SFD

図 5.22　固体線量計の構造と内部 X 線写真[13)]

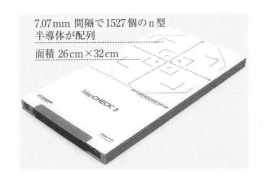

図 5.23
n 型半導体を用いた二次元線
量計（SUN NUCLEAR 社製
MapCHECK[13.14)]

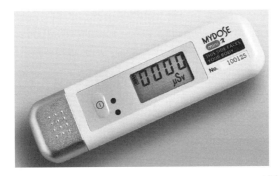

図 5.24 半導体ポケット線量計（日立製作所 PDM-127B)[15)]

図 5.23 に n 型半導体を用いた二次元線量計（MapCHECK 3, SUN NUCLEAR）を示す．7.07 mm 間隔で 1527 個の n 型半導体を配列させており，測定可能な領域は 26 cm×32 cm である．n 型半導体の有感面積は 0.48 mm×0.48 mm と小さいため，空間分解能が高い．空間分解能では，ラジオクロミックフィルムにやや劣るものの一般的な小型電離箱より高く，かつリアルタイムで線量分布および線量率を簡易的に測定できる点で有用である．

5.3.2 半導体式ポケット線量計

pn 接合型の半導体を用いた X(γ) 線用の個人被ばく線量計が広く利用されている．図 5.24 に半導体ポケット線量計（PDM-127B，日立製作所）を示す．先述したとおりで半導体検出器は小型で高圧電源の必要がなく，検出器の感度も高いため直読できる個人被ばく線量計として適している．外寸は 108

mm×30 mm×11 mm で，測定範囲は 1 μSv〜1 Sv，線量率は 1 μSv/h〜100 mSv/h，エネルギー特性は 30〜200 keV の領域で ±30％以内である．ただし，一般的に半導体式ポケット線量計は，物理的な衝撃や強い電磁波に誤作動することがあり，また，方向依存性があるため線量計の向きや着用する位置に注意しなければならない．使用時には電池の残量を確認し，これらの取り扱いや特性に留意しなければならない．

5.3.3　MOSFET 検出器

半導体を利用した検出器の一種に**金属酸化物半導体電界効果トランジスタ**（Metal Oxide Semiconductor Field Effect Transistor：**MOSFET**）検出器がある．他の線量計と比較して感度がやや低いものの小型であるため，X線治療の領域で電離箱による測定が困難であった小照射野や線量勾配が急峻な領域，または in vivo での線量測定において優位性が高い．

（1）　構造と特徴

線量測定に用いられている p チャネル MOSFET 検出器の構造を図 5.25 に示す．n 型のシリコン（Si）基板上に，金属ゲートと p 型シリコンから成るソースとドレインの3つの電極が配置され，絶縁層には酸化シリコン（SiO_2）が用いられている．絶縁層の下部にあたるソースとドレインには，厚さ 0.1〜1 μm 未満の p チャネルと呼ばれる層がある．

実際に販売されている MOSFET 線量計には，高感度の診断分野に適したタ

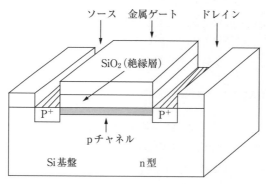

図 5.25　p チャネル MOSFET 検出器の構造[16)]

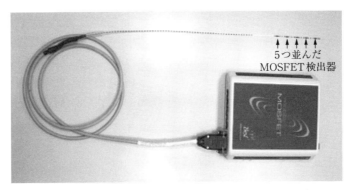

図 5.26 MOSFET 線量計（Best Medical Canada 社製）[17]

イプや，インビボでの放射線測定や IMRT（強度変調放射線治療）・IGRT（画像誘導放射線治療）・小線源治療・トモセラピー等の放射線治療領域での線量測定に適したものなどがある．図 5.26 に Best Medical Canada 社製の MOSFET 線量計を示す[17]．1 つの検出器の有感面積は 0.2 mm×0.2 mm（0.04 mm²）で 5 つの検出器が直線的に配置されている．リアルタイムでの線量測定が可能で，かつ微小な領域を測定できるため，高い空間分解能を有する．MV の X 線に対するエネルギー依存性や方向依存性，さらには読出しの再現性の誤差は，いずれも ±2～3% 前後である[18～20]．しかしながら，正孔を捕獲する場所が飽和してしまうことに伴い，放射線検出器としての特性が大きく劣化してしまうこと（寿命がある）や，半導体特有の温度依存性を考慮する必要がある点などに留意しなければならない．

(2) 測定原理

p チャネル MOSFET 検出器に負のゲート電圧（V_g）がかかるとき，n 型シリコン基板に存在する自由電子は負電荷であるためゲートから離れていくが，正孔は負の電圧がかかるゲート方向に移動し n 型シリコン基板表面に層を形成する．それに伴いチャネルは，n 型シリコンから p 型に変わるので反転層と呼ばれる．この反転層を生成するのに必要な最低のゲート印加電圧をしきいゲート電圧（V_{th}）と呼び，この電圧（V_{th}）を超えるとソースとドレイン間に電流（I_{ds}）が流れる．

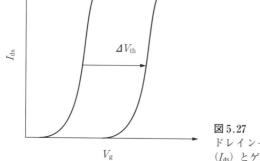

図 5.27
ドレイン-ソース間に流れる電流
（I_{ds}）とゲート電圧（V_g）の関係[16]

　放射線が照射されると絶縁層に電子-正孔対が生成され，正孔は絶縁層とシリコン基板の境界に移動する．移動した正孔は，その境界で捕獲され正電荷を形成する．したがって，ドレインからソース間に電流を流すために必要なしきいゲート電圧 V_{th} が増加する．この V_{th} の増加分（ΔV_{th}）は，放射線照射によって生成された正孔の数に依存する．生成した正孔が再結合して減少する割合が放射線量によって変化しない場合，ΔV_{th} の変化は，単純に放射線量に比例する．ドレイン-ソース間に流れる電流（I_{ds}）とゲート電圧（V_g）の関係を図5.27 に示す．照射前の V_g と照射後の V_g の増加分，すなわち，電圧シフト ΔV_{th} は，放射線量に比例して大きくなるため，放射線検出器として利用されている．

<h2>5.4　蛍光ガラス</h2>

5.4.1　原　　理

　ラジオフォトルミネッセンス（radiophotoluminescence：RPL）とは，物質に放射線を照射した後，その物質を紫外線や可視光で励起すると，蛍光を発する現象である．この RPL 強度は，物質が吸収した放射線量に比例するため線量計として利用できる．RPL 効率の高い代表的な物質にリン酸銀などの金属リン酸塩を主成分とする**銀活性リン酸塩ガラス**（silver activated phosphate glass）（成分例：O 51.16%，P 31.55%，Al 6.12%，Na 11.0%，Ag 0.17%）

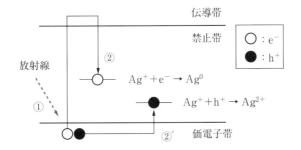

図5.28 銀活性リン酸塩ガラスのRPL原理（照射時の過程）

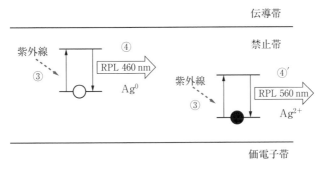

図5.29 銀活性リン酸塩ガラスのRPL原理（RPLの読み出し過程）

がある．**蛍光ガラス線量計**（radiophotoluminecent glass dosimeter）と呼ばれ，TLDや光刺激ルミネッセンス（OSL）線量計と同じように蓄積型線量計として実用化されている．

銀活性リン酸塩ガラスのRPLの原理を"放射線照射時の過程"とRPLの"読み出し過程"に分けてエネルギーバンド図で説明する．放射線照射時の過程（図5.28）では，①放射線照射により電子と正孔が生成する．②生成した自由電子（e^-）はガラス組成中のAg^+に捕獲され$Ag^+ + e^- \rightarrow Ag^0$（電子捕獲中心）として準安定状態となり，室温でこの状態が安定に保持される．②′正孔（h^+）もAg^+に捕獲され$Ag^+ + h^+ \rightarrow Ag^{2+}$（正孔捕獲中心）として準安定状態となる．$Ag^0$と同様に$Ag^{2+}$も室温で安定に保持される．②と②′が吸収した放射線のエネルギーを蓄積した状態である．ただし，電子捕獲中心であるAg^0と正孔捕獲中心であるAg^{2+}もどちらも400℃以上の高温で**アニール処**

理（**熱処理**）すると $Ag^0 \rightarrow Ag^+ + e^-$，$Ag^{2+} + e^- \rightarrow Ag^+$ となり，銀活性リン酸塩ガラスは放射線を照射する前の状態に戻る.

RPL の読み出し過程（図 5.29）では，準安定状態（吸収した放射線のエネルギーを蓄積した状態）の銀活性リン酸塩ガラス，すなわち Ag^0 と Ag^{2+} が生成された状態で紫外線を照射する. ③Ag^0 と Ag^{2+} を紫外線で励起すると，④Ag^0 は 460 nm のブルー RPL を④'Ag^{2+} は 560 nm のイエロー RPL を示す. そのため，Ag^0 と Ag^{2+} は**蛍光中心**とも呼ばれる. また，RPL 強度は吸収した放射線のエネルギー量（生成した Ag^0 と Ag^{2+} の数）に比例する. これらの蛍光中心は，紫外線照射によって消失しないため，繰り返し RPL を計測することが可能である.

すなわち，Ag^0 は電子捕獲中心と蛍光中心の 2 つの役割を，Ag^{2+} も正孔捕獲中心と蛍光中心の 2 つの役割を担っている.

5.4.2　測　　定

(1)　読取装置

RPL の読取装置（図 5.30）の主な構成要素は，紫外線パルスレーザーと光電子増倍管，光学レンズである. 読取装置にセットしたガラス線量計は，紫外

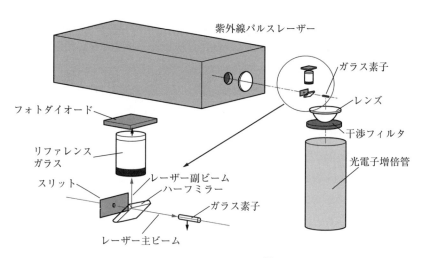

図 5.30　RPL の読取装置[21]

線パルスレーザーによって励起され RPL を示す．この RPL をレンズで集光し光電子増倍管で電気信号に変換する．

(2) 読取原理（連続パルス励起法）

放射線照射済みのガラス素子を紫外線で励起すると，3 種類の蛍光を示す．ガラス素子の汚れに伴う蛍光，**プレドーズ**と呼ばれるガラス素子固有の蛍光，そして放射線由来の蛍光（RPL）である．そのため，線量測定に必要な放射線由来の RPL のみを選択的に計測することが難しい．しかし，それらの蛍光が時間とともに減衰する時間（蛍光寿命）が異なることを利用すると RPL のみを選択的に測定することができる．この読取手法を**連続パルス励起法**という．

340 nm の紫外線を**窒素ガスレーザ**（nitrogen gas laser）で 1 パルス照射したときの蛍光の種類と減衰時間の関係を図 5.31 に示す．①ガラス素子の汚れとプレドーズによる蛍光，②放射線による蛍光（RPL），③プレドーズによる減衰の遅い蛍光，が重なって観測される．主な蛍光波長は，Ag^{2+} の蛍光中心に基づく 560 nm の蛍光であるが①，②，③は，それぞれ蛍光寿命が異なる．

この蛍光波形を演算処理することにより，RPL に比例した蛍光を選択的に得ることができる．演算処理法を図 5.32 に示す．まず，最も蛍光寿命の短いプレドーズと汚れにより生じた蛍光（①）が，減衰した t_1 から RPL の減衰途中の t_2 までの信号（蛍光）を積分したものを F_1 とする．次に，RPL が減衰した後の t_3 から t_4 までの蛍光寿命の長い，プレドーズに起因した信号の積分値を F_2 とする．F_2 に係数（f_{ps}）を乗じて t_1 から t_2 までのプレドーズに起因し

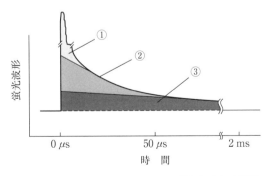

図 5.31 蛍光ガラス線量計の蛍光の種類と減衰時間[21]

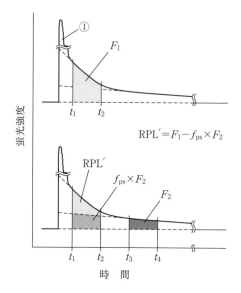

$$\mathrm{RPL}' = F_1 - f_{\mathrm{ps}} \times F_2$$

図 5.32　RPL 演算方法[21)]

た信号の積分値を求め，F_1 から差し引くと，RPL に比例した信号（RPL'）が得られる．連続パルスで紫外線を照射し，これらの行程を繰り返して（例：20 pulse/s），平均値を求め，統計的な再現性を向上させている．

5.4.3　特　　性

銀活性リン酸塩ガラスを利用した蛍光ガラス線量計は，以下の特性を有する．

1. 吸収した放射線のエネルギー量（生成した Ag^0 と Ag^{2+} の数）に比例した RPL を示す．
2. 紫外線で励起（読出し）後でも蛍光中心（Ag^0 と Ag^{2+}）が消滅しないため，繰返し読取ることが可能である．
3. 測定可能な線量域が広い（$10\,\mu\mathrm{Gy}$ から $500\,\mathrm{Gy}$）．
4. 小型である（ガラス素子は，$\phi 1.5\,\mathrm{mm} \times 10\,\mathrm{mm}$ 前後の円柱）．
5. フェーディングが小さい（年間 1% 以下）．
6. ガラス素子の均一性が高く，素子間の感度差が小さい（$1\,\mathrm{mGy}$ 以上で変動係数 2% 以下）．

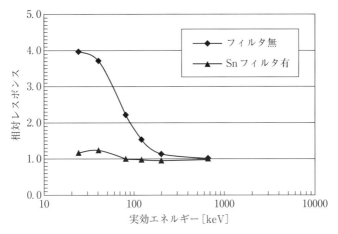

図5.33 1cm線量当量に対するエネルギー特性[21]
(^{137}Csγ線（662 keV）のレスポンスを基準（1.0）とする）

7. エネルギー依存性は，光子エネルギーが 30 keV から 1.3 MeV の間で ±20% 以内である（低エネルギー補償 Sn フィルタを使用時）．低エネルギー補償 Sn フィルタを使用していない場合は，光電効果の影響を強く受けるため低エネルギー光子に対して感度が高くなる．実効エネルギーが 20 keV の X 線の場合，^{137}Csγ線（662 keV）比で 4 倍ほど過大評価となる．（図 5.33）

8. 400℃以上の高温でアニール処理（熱処理）すると $Ag^0 \rightarrow Ag^+ + e^-$，$Ag^{2+} + e^- Ag^+$ となり，銀活性リン酸塩ガラスは放射線を照射する前の状態に戻る．蛍光中心が消滅するため，新たに線量測定を開始させることができる．

9. 電子捕獲中心や正孔捕獲中心の生成は，照射後 24 時間くらいまでゆっくりと増加傾向にある．そのため，この間に RPL を測定すると線量が過少評価となる．照射後直ぐに測定する場合は，約 100℃で加熱し電子・正孔捕獲中心の生成反応を進行させた後，測定する必要がある．

5.5 熱 蛍 光

5.5.1 原　　理

熱蛍光（thermoluminescence：TL）とは，物質に放射線を照射した後，その物質を加熱すると，蛍光を発する現象である．あまり知られていないが，岩石や鉱物をはじめ多くの無機材料に見られる蛍光現象の1つである．研究分野によっては，**熱刺激蛍光**（thermally stimulated luminescence：TSL）と呼ばれることもあるが同義である．熱蛍光量は，放射線量に比例または強い相関がある．そのため，個人被ばく線量計や環境放射線モニタリング，吸収線量の測定などに利用されており，**熱蛍光線量計**（thermoluminescence dosimeter：TLD）と呼ばれている．

図5.34に最もシンプルなTLの原理をエネルギーバンドモデルで示す．

(1)　放射線照射時の蓄積過程

①：熱蛍光素子にX線等の放射線が照射されると結晶中に自由電子（e^-）と正孔（h^+）が生成される．②：この電子と正孔は不純物や格子欠陥に関連した捕獲中心に捕らわれ準安定状態となる．この状態は，室温で保持される．また，吸収した放射線のエネルギー量が大きいほど，生成する電子や正孔の数が増えるため，当然に捕獲される電子や正孔の数も増加する．

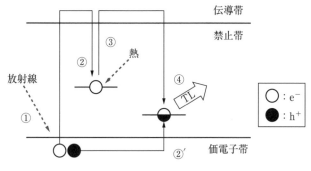

図5.34　TLの原理

(2)　TL の読み出し

③：吸収した放射線のエネルギーが蓄積された状態（電子捕獲中心や正孔捕獲中心が生成された状態）の熱蛍光素子を熱で励起すると捕獲されていた電子が再び自由電子となり伝導帯中を移動する．④：自由電子は正孔と再結合し，このときの余剰エネルギーを光として放出する．（TL）

TL は，電子と正孔が再結合する数が多いほど強くなる．すなわち，②で捕獲される電子や正孔の数（吸収した放射線のエネルギー）に比例する．

5.5.2　グロー曲線と測定

TL の測定は，通常**グロー曲線**（glow curve）を測定する．このグロー曲線は，照射済みの TL 素子を一定の昇温速度で加熱したときの TL 素子温度とその温度における TL 強度の関係を示したものである．図 5.35 に Tm 添加 $CaSO_4$ のグロー曲線を示す．TL 強度の極大値を**グローピーク**，その温度を**グローピーク温度**と呼ぶ．昇温速度：$0.2\,℃\,s^{-1}$ での $CaSO_4$：Tm の場合，グローピーク温度は $185\,℃$ である．この温度は昇温速度に依存し，昇温速度が早くなると高温側にシフトする．グロー曲線のピーク強度や面積は，TL 素子が吸収した放射線のエネルギー量に比例する．

グロー曲線の理論的な解釈は，1945 年に Randall ら[22]によってはじめて提唱された．この理論は，一定の昇温速度で TL 素子を加熱したとき，それぞれ一種類の電子・正孔捕獲中心に捕獲された電子と正孔のすべてが再結合によっ

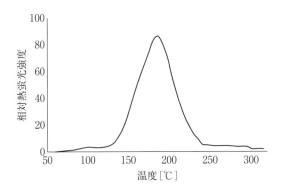

図 5.35　$CaSO_4$：Tm のグロー曲線（昇温速度：$0.2\,℃・s^{-1}$）

て発光に至ることを前提としている．このモデルで理論的に示されるグロー曲線は，E：活性化エネルギー [eV]，s：頻度因子 [s⁻¹] および β：昇温速度 [K s⁻¹] を与えると得られる．E は，電子捕獲中心に捕らえた電子の熱安定性に起因したパラメータであるため，大きな E を与えると，グローピーク温度は高くなり，小さくすると低くなる．s は，格子振動数に関係したパラメータで，単位時間当たりに捕獲した電子や正孔を放出する確率に起因する．そのため，この値が大きくなるとき，格子振動数が大きくなるのである温度における捕捉電子の放出確率は大きくなる．その結果グローピーク温度は低くなり，かつグロー曲線の半値幅も狭くなる．このように，グロー曲線を規定するパラメータ E と s，β によってグロー曲線のピーク温度や半値幅などが変化するため，実測で得られたグロー曲線からこれらのパラメータを導くことができる．

式（5.54）に Randall and Wilkins（First order）model[22] の式を示す．

$$I(T) = n_0 s \exp\left(-\frac{E}{kT}\right) \exp\left[-\frac{s}{\beta}\int_{T_0}^{T} \exp\left(-\frac{E}{kT}\right)dT\right] \quad (5.54)$$

$I(T)$：温度 T [K] での TL 強度，n_0：捕獲されている総電子数，s：頻度因子 [s⁻¹]，E：活性化エネルギー [eV]，k：ボルツマン定数，β：昇温速度 [K・s⁻¹]．

式（5.54）より，グロー曲線と各パラメータは次の関係にある．

①　TL 強度は，電子捕獲中心に捕獲された電子の数 n_0 に比例する．

②　s と β が一定のとき，グローピーク温度は E に比例する．

③　s が大きくなるとグローピーク温度は低くなり，グロー曲線の半値幅も狭くなる．

④　グローピーク温度は β に依存し，大きいほどグローピーク温度は高温側へシフトする．

グロー曲線の測定は，暗箱と TL 素子を加熱するヒーター，TL を検出し電気信号に変換する光電子増倍管を主構成要素とする専用の読取装置で行う．一度読み取ると蓄積されたエネルギーは消去される．したがって，TLD は熱処理を行うことにより再利用が可能である．読み取り時間は，10 s 程度で短時間に室温から 300℃ まで加熱する．使用するヒーターは熱風方式のものが多いが，タングステンヒーターやセラミックヒーター，赤外線ヒーターなどを利用

する場合もある．また，短時間での読取は，線量測定においては有用であるが，詳しい TL 特性を調べる際にはヒーター温度と TL 素子温度に乖離が生じるため，正確なグロー曲線を測定できない．十分に昇温速度を遅くして測定を行うことが望ましい．その他，TL 物質の結晶性の良否や合成法の違い，添加物質の種類，濃度などによりグローカーブの形状は異なり，放射線に対する特性もそれぞれ異なる点にも留意が必要である．

実際の TLD による線量測定では，あらかじめグロー曲線のピーク強度，または温度範囲の TL 積算量と，^{137}Cs や ^{60}Co の γ 線，高エネルギー X 線などを用いた既知の放射線量との関係（線量変換テーブル）をあらかじめ作成しておく．その線量変換テーブルと実測で得られたグロー曲線のピーク強度や面積（TL 積算量）から線量を算出する．

5.5.3　種類と特性

TLD として使用されている熱蛍光体は 8 種程度あり，形状は粉末，ガラス管封入粉末，棒状，薄膜など各種ある．共通した利点として

1. 吸収した放射線のエネルギー量に比例した TL を示す．
2. TL の読出しやアニール処理によって電子・捕獲中心が消滅し，初期状態となるため，繰り返し使用できる．
3. 測定可能な線量域が広い．（mGy から 10 Gy）
4. 小型であるため，局所的な線量測定にも利用できる．（ガラス管に封入したタイプは，$\phi1.5\,\mathrm{mm}\times10\,\mathrm{mm}$ 前後の円柱）
5. $10^9\,\mathrm{Gy\,s^{-1}}$ まで線量率依存性がない．

などがある．主な TLD 素子の特性を表 5.7 に示す．吸収線量に対する TL の直線性やフェーディング，エネルギー依存性など線量測定において考慮すべき重要な特性が TL 素子の種類によって異なる点に注意しなければならない．

ここでこれらの特性について説明する．

(1)　フェーディング

照射から読取りまでの時間に捕獲電子の一部が消失し，TL 量が低下する現象をいう．式（5.54）で示した電子捕獲中心の活性化エネルギー（E）が小さい（グローピーク温度が低い）場合，捕獲電子を束縛する力が弱いため，室温

表5.7　TLDの種類と特性[23)]

素子	実効原子番号*1	60Coγ線に対する相対感度	アニール条件	超直線性出現線量 80kVX線*2	超直線性出現線量 60Coγ線*2	フェーディング 初期	フェーディング 主ピーク	繰返特性*3 上段:10回 下段:20回	光*4 レスポンス*5	光*4 フェーディング*6	摩擦ルミネセンス*7
Li₂B₄O：Cu National	7.3	0.8	赤外線フラッシュ		10 Gy 以上		10%/月	1.00±0.024 0.99±0.015	— —	2%	0.26 μGy
BeO：Na National	7.9	0.7	450℃ 60 min	0.4 Gy	0.25 Gy	12%	9%/月		— 7 μGy	30%	352 μGy
BeO：Na, Li National	7.9	0.7	450℃ 60 min	4 Gy	1.8 Gy	12%	9%/月		8.8 μGy	40%	3.9 mGy
LiF Harshaw	8.2*	1.0	400℃ 60 min 100℃ 2 h or 80℃ 24 h	9 Gy	4 Gy		5%/年	1.01±0.026 1.02±0.030	5.3 μGy 8.8 μGy	0%	5.3 μGy
MgB₄O₇：Tb 化成オプト	8.4*		500℃ 15 min		9 Gy			0.97±0.022 0.84±0.023	42 μGy 30 μGy 65 μGy	19%	0 μGy
Mg₂SiO₄：Tb 化成オプト	11.4*	22	500℃ 20 min (1 h*8)		0.9 Gy			1.09±0.059 0.92±0.043	93 μGy 96 μGy 180 μGy	11%	2.6 μGy
CaSO₄：Tm National	15.4	17	400℃ 5 min	0.25 Gy	0.9 Gy	15%	1%/月	1.3*9 1.6*9	207 μGy 287 μGy 316 μGy	0%	2.6 μGy
CaF₂：Dy Harshaw	16.3*					10%	7%/2 週		— 3.5 μGy		

* 1　素子材料の混合比（*印は活性剤は含まれていない）から計算
* 2　2.94として計算
* 3　60Coγ線空気カーマで2.64 Gy照射、アニールの繰り返しによるレスポンスの変動
* 4　1000 lx の昼光色蛍光灯の影響
* 5　上段20分、中段40分、下段60分の光レスポンス
* 6　60Coγ線空気カーマで8.79 mGy 照射素子の光によるフェーディング
* 7　80 cm の高さから床へ10回落下させた素子の疑似ルミネセンス
* 8　中島による勧告アニール時間
* 9　増感アニール

でも保持できず時間の経過や温度の上昇によってフェーディングの影響が大きくなる．したがって，照射から読取までの時間を一定にすることや保管温度を一定にすることが重要である．

(2) 光の影響（光フェーディング）

電子捕獲中心に捕らえられている電子は，熱だけでなく光によっても伝導帯まで励起される場合がある．これによって，捕獲電子が減少してしまうため，照射後に TL 素子に光を暴露すると TL 量が減少する．照射後から測定までは遮光する必要がある．

(3) 機械的刺激の影響（摩擦ルミネッセンス）

落下時などで生じた摩擦により電子や正孔が生成され，放射線を照射したときと同じようにシンチレーションや TL などの蛍光現象が観測される場合がある．TL 素子の種類によってその影響の程度は異なるが，物理的な衝撃が TL 量に影響を与えるため，取り扱いに注意が必要である．

(4) 超直線性

TL 量は吸収した放射線のエネルギーに比例するが，ある線量以上になると TL への変換効率が増加し過応答を示す．超直線性がみられる領域は，TL 素子の種類によって異なる．一部の TL 素子では，ある線量以上で TL 変換効率が低下し亜直線性を示すものもある．

(5) エネルギー依存性

TL 素子が吸収する放射線エネルギーは，光子と物質との相互作用で生じたエネルギー依存する．したがって，100 keV 以下の低エネルギー領域では，実効原子番号の大きな TL 素子の場合，光電効果の影響を強く受けるため低原子番号の TL 素子より TL 感度が高くなる．図 5.36 に TLD 素子の種類と実効エネルギーに対する相対 TL 感度を示す．実効原子番号が 7〜8 の生体等価型の TLD 素子（$Li_2B_4O_7$：Cu や BeO：Na，LiF など）の場合，実効エネルギーが変化しても空気衝突カーマに対する相対感度の変化は小さい．一方，実効原子番号が 15.4 の $CaSO_4$：Tm では，実効エネルギーが 20〜50 keV の領域で 10 倍ほど相対感度が上昇する．

(6) アニーリング

TLD の種類ごとに定められた温度で熱処理を施し，TLD に残存する電子捕

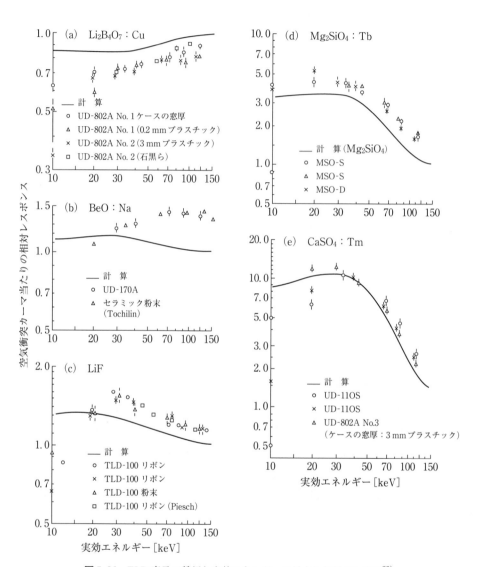

図 5.36 TLD 素子の種類と実効エネルギーに対する相対 TL 感度[23]
（60Co γ 線に対する感度を 1.0 とする）

獲中心の捕獲電子を消去し，初期状態に戻すことをいう．自然放射線や読み残しによる影響を避けるために使用前にアニール処理を行う．熱処理の条件によって感度が変化することが認められているので，使用する TLD に定められた条件で熱処理をすることが重要である．

5.6　輝 尽 発 光

5.6.1　原　　　理

輝尽発光（photo stimulated luminescence：PSL）とは，物質に放射線を照射した後，その物質を可視光線や赤外線で励起すると，蛍光を発する現象である．蛍光体の分野以外では，**光刺激ルミネッセンス**（optically stimulated luminescence：OSL）と呼ばれる場合が多い．蛍光量が吸収した放射線のエネルギー量に比例するため，医療診断用のイメージングデバイスや個人被ばく線量計に用いられている．医療診断用のイメージングデバイスに広く用いられている BaFX：Eu（X＝Cl, Br, I）は，輝尽蛍光（PSL）板と呼ばれることが多く，OSL と呼ばれることはほとんどない．一方，個人被ばく線量計に用いられている α- Al_2O_3：C は，OSL 線量計と呼ばれている．いずれも同一の蛍光現象を利用した検出器である．図 5.37 に最もシンプルな PSL（OSL）の原理をエネルギーバンドモデルで示す．

　放射線照射時の蓄積過程　①：PSL（OSL）素子に X 線等の放射線が照射

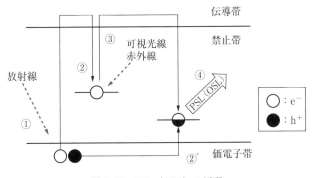

図 5.37　PSL（OSL）の原理

されると結晶中に自由電子（e^-）と正孔（h^+）が生成される．②：この電子と正孔は不純物や格子欠陥に関連した捕獲中心に捕らわれ準安定状態となる．この状態は，室温で保持される．また，吸収した放射線のエネルギー量が大きいほど，生成する電子や正孔の数が増えるため，当然に捕獲される電子や正孔の数も増加する．ここまでの過程は RPL や TL と同じである．

PSL（OSL）の読み出し過程　③：吸収した放射線のエネルギーが蓄積された状態（電子捕獲中心や正孔捕獲中心が生成された状態）の PSL（OSL）素子を可視光や赤外線で励起すると捕獲されていた電子が再び自由電子となり伝導帯中を移動する．④：自由電子は正孔と再結合し，このときの余剰エネルギーを光として放出する．PSL（OSL）

TL との大きな違いは，PSL（OSL）の読み出す励起手段が熱によるものか光によるものかである．また，RPL は，読み出す励起法が PSL（OSL）と同様に光であるが，読出し後でも捕獲中心が消失しない．

5.6.2　輝尽蛍光板

医療診断用のイメージングデバイスとして利用される輝尽蛍光体として BaFX：Eu（X＝Cl, Br, I）や RbBr：Tl，CsBr：Eu などがある．世界で初めて富士フィルムによって BaFX：Eu による X 線写真のデジタル化がなされた．富士フィルムは，その技術を FCR（Fuji Computed Radiography）とし，輝尽性蛍光板は**イメージングプレート**（Imaging Plate：IP）と命名した．現在では IP を用いたデジタル X 線画像法は，**CR**（Computed Radiography）と呼ばれている．

(1)　BaFX：Eu^{2+}（X＝Cl, Br, I）の PSL 原理

放射線が照射されると，結晶中に自由電子と正孔が生成される．自由電子は，結晶中に存在する F^{2-} や Br^- の格子欠陥（空孔）に捕獲され **F 中心**（F センター）が形成される．正孔は Eu^{2+} に捕獲されて Eu^{3+} となる．この状態は，熱や光の励起がなければ室温で保存される（準安定状態）．

この放射線エネルギーが蓄積された状態に 600 nm 付近の赤色光を照射すると，F 中心に捕獲されていた電子は，伝導帯に励起され Eu^{3+} イオンに捕獲されていた正孔と再結合する．再結合エネルギーは，Eu^{2+} を励起し，励起状

態から基底状態に電子が遷移する際に 400 nm 付近の蛍光を生じる（PSL）.
この PSL 強度は，吸収した放射線のエネルギー量に比例する.

(2) BaFX：Eu^{2+}（X＝Cl, Br, I）による CR の特徴

1. PSL の位置および強度を計測することで，輝尽性蛍光板に蓄積された放射線量分布を得ることができる.
2. 広い範囲にわたって吸収した放射線のエネルギー量と PSL 強度の比例性が高い.
3. デジタル化されているので各種画像処理が可能.
4. X 線だけでなく α 線，β 線，γ 線，電子線，粒子線にも感度がある
5. 白色光を照射すると残留する F 中心（電子捕獲）や正孔捕獲が完全に消去され，繰り返し使用することが可能となる

5.6.3 OSL 線量計

OSL 線量計の放射線検出素子として α 型酸化アルミニウム結晶に炭素を添加した物質（α- Al_2O_3：C）が用いられている. 個人被ばく線量計や環境放射線測定用の放射線検出器として利用されている. 図 5.38 に個人被ばく線量計として米国 Landauer 社から販売されている商品「ルミネスバッジ」を示す. サイズは，57.4 mm×22.0 mm×8.5 mm で酸化アルミニウム（Al_2O_3：C）

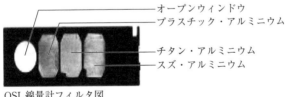

オープンウィンドウ
プラスチック・アルミニウム
チタン・アルミニウム
スズ・アルミニウム

OSL 線量計フィルタ図

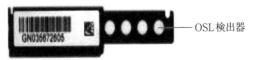

OSL 検出器

ケース＋スライド図

図 5.38 α- Al_2O_3：C の OSL を利用した個人被ばく線量計「ルミネスバッジ」[24]

を使用した4つのOSL検出器を組み込み，ケースにはγ（X線）とβ線を分離測定し，エネルギーを判定するための4種類のフィルタが配置されている．4つのOSL検出器と4つのフィルタを組み合わせた構造になっている．主な特徴は

- ・0.01 mSv〜10 Sv まで広範囲の線量を測定できる
- ・γ(X)線とβ線の混在場でも分離測定が可能である
- ・フェーディングがほとんどない
- ・化学的にも安定で温度・湿度の影響を受けない

である．OSLの読み出しでは，その強度が励起光強度に依存するため，OSL感度は使用する励起光強度や波長，検出器の種類など測定法によって異なる点に注意が必要である．測定法には，532 nm のレーザ光をパルス状に照射し，レーザ光の照射により生じたOSLをレーザ光がオフのときにのみ光電子増倍管を作動させてOSLとレーザ光を弁別して測定する pulsed optically stimulated luminescence や，超高輝度のLEDを複数個使用して励起源とし，分光フィルタによって励起光とOSLを弁別して検出する prompt optically stimulated luminescence などがある．

5.7　フィルム

　フィルムを利用した照射線検出器には，現像処理を必要としハロゲン化銀の還元作用に伴う黒化現象を利用した**ラジオグラフィックフィルム**（Radiographic Film）と，現像処理を必要とせず放射線照射に反応しポリマー化が進行し着色する現象を利用した**ラジオクロミックフィルム**（Radiochromic Film）がある．

5.7.1　ラジオグラフィックフィルム（X線フィルム）

　ゼラチン中に塩化銀（AgCl）や臭化銀（AgBr），ヨウ化銀（AgI）などのハロゲン化銀（主に臭化銀）の微結晶または粒を均質に分散させた写真乳剤（photographic emulsion）を，ガラスや三酢酸セルロース（TAC）フィルムおよびポリエステル（PET）フィルムなどのベースに塗布したものである．一

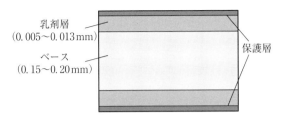

図5.39 X線フィルムの構造

般的なX線フィルムの構造を図5.39に示す.

フィルムの黒化現象は,放射線照射によって生成された潜像中心が現像処理によって黒化することで生じる.乳剤にAgBrを用いた場合の潜像の生成過程は

1. 放射線との相互作用によりBr⁻の軌道電子が電離し自由電子が生成する.

2. 自由電子が感光核に捕獲される.

3. この感光核は,負に帯電しているためAg⁺を引き寄せ銀原子（Ag）を生成する.

4. この過程が繰り返され銀原子の集合体（潜像）が作られる.

である.この潜像は,放射線の露光を受けたごく一部のAgBrが銀原子（Ag）を生成した状態であるため,未露光のAgBrと見分けがつかない.そこで,現像処理を施すと,現像液の主薬が化学的にAg⁺に電子を付与（還元）し,銀原子（Ag）を生成する.この生成量は,放射線の照射で生成された銀原子（Ag）の10^7〜10^8倍程度になり,黒化が進むことで可視化できるようになる.

X線フィルムは,高空間分解能で放射線量分布を取得できる点で有用である.しかし,線量評価を行う際には,線量域によって黒化度が大きく異なり,原子番号の大きい銀粒子を含んでいるためエネルギー依存性を有していることや,現像条件などによっても黒化度が変化すること,可視光が露光されると黒化するため遮光しなければならないこと,などに注意しなければならない.図5.40に一般的な線量-黒化度曲線を示す.線量が低い領域では生成する金属銀粒子が少なく黒化度の測定は困難である.線量に黒化度が比例する領域では,定量的に線量分布の評価が行えるが,線量が高くなると金属銀粒子密度が過剰

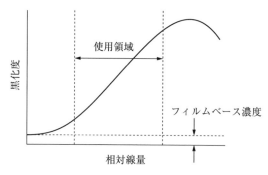

図5.40　一般的な写真乳剤の線量-黒化度曲線[25]

に大きくなるために，ソラリゼーション（solarization）が起こり黒化度は低下する．また，光電効果の影響を強く受ける低エネルギー光子（40～50 keV）では，特に感度が高くなる．そのため，測定対象に低エネルギー光子を含む場合は，スズや鉛などのフィルタを用いて低エネルギーの入射光子数を減少させ，広い範囲にわたる光子エネルギーに対する応答性を平坦化する必要がある．これらの点に留意して校正された線量で照射したフィルム黒化度をあらかじめ測定し，実測と比較して線量が算出される．

　現在では，フラットパネルや輝尽蛍光板による診断画像のデジタル化が進み，写真フィルムを用いる機会は少なくなったが，診断用のエックス線写真フィルムに用いられるだけでなく，放射性物質が含まれた薄層試料と X 線フィルムを密着させ適当な時間で露光すると試料の放射性物質の分布を知ることができる**オートラジオグラフィ**（autoradiography）などでも利用されている．

5.7.2　ラジオクロミックフィルム

　放射線に感受性を有するモノマー（小さな分子からなる集合体：単量体）の破断やモノマーの繰り返し結合（重合）の作用によりポリマー（高分子化合物または重合体）が生成され染色する現象を**ラジオクロミック**といい，これを利用したフィルムを**ラジオクロミックフィルム**という．図5.41にラジオクロミック現象の一例を示す．

　主な特徴として，主成分が炭素，水素，酸素で構成されているため，人体組

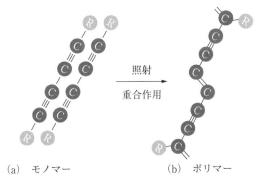

(a)　モノマー　　　　　　　　　　(b)　ポリマー

照射
重合作用

図5.41　ラジオクロミック現象の一例

成に近くエネルギー依存性が小さく，現像処理を必要としない．また，照射時
の方向依存性や表裏の区別もなく，高空間分解能で大面積の線量分布や幾何学
的な放射線分布の解析に利用できる．フィルムサイズは，$8 \times 10\,\mathrm{inch}^2$
（$20 \times 25\,\mathrm{cm}^2$）のものが一般的で，目的に応じて加工が可能である．厚さは，
$30\,\mu\mathrm{m}$ 程度で空間分解能は $5000\,\mathrm{dpi}$ 程度である．放射線治療用やCT用，工
業用などさまざまなタイプのラジオクロミックフィルムが販売されており，種
類によって特徴は異なる．ここでは，ラジオクロミックフィルムを用いた水吸
収線量計測の使用できる範囲[26]について示す．

吸収線量範囲：$1\,\mathrm{Gy} \sim 150\,\mathrm{kGy}$

吸収線量率範囲：$1 \times 10^{-2}\,\mathrm{Gy\,s^{-1}} \sim 1 \times 10^{13}\,\mathrm{Gy\,s^{-1}}$

光子エネルギー範囲：$0.1\,\mathrm{MeV} \sim 50\,\mathrm{MeV}$

電子エネルギー範囲：$70\,\mathrm{keV} \sim 50\,\mathrm{MeV}$

ラジオクロミックフィルムによる実際の線量測定では，あらかじめ校正され
た線量で照射したフィルム濃度を用いて線量変換テーブルを作成し，測定の結
果と比較してフィルム濃度を線量へ変換する．フィルム濃度は，図5.40で示
した一般的なX線写真乳剤の線量-黒化度曲線と類似している．線量に対して
直線性の高い領域もあるが，反応が生じ始める低線量領域と飽和に近づく高線
量領域で比例性が失われるため，線量とフィルム濃度の関係を広範囲にわたっ
て細かく調べることが望ましい．さらに，照射してから重合反応が進む速度は
“温度” と “時間” に依存することから，照射してから読み取りを行うまでの

時間と温度管理は線量変換テーブルを作成したときと同条件で行う必要がある．実際には，重合反応が十分に進んだ時間，たとえば照射してから24時間後に測定する施設なども多い．

フィルム濃度の測定には，スキャナを用いるためデジタル化が容易で種々の解析手法も進んでいる．しかし，モノマーが棒状の構造であるため，読み取り方向やフィルムの表裏で方向依存性が確認されており，読み取り方向を統一するなどの注意が必要となる．また，現在使用されているラジオクロミックフィルムは，スキャナによる読み取りは何度でも行えるが，不可逆反応を利用しているため初期化することはできず，繰り返し利用することはできない．一般的なクロミック材料は，光や熱，電気などの外部からの刺激によって可逆的に変化する現象を示すものであるが，現在使用されているラジオクロミックフィルムは，不可逆反応である．可逆反応を利用したラジオクロミックフィルムの研究も進んでいるため，新たに開発されるラジオクロミック現象を利用した線量計を利用する場合は，原理や特徴に十分に留意して使用しなければならない．

5.8 　化学線量計

放射線照射により生じる酸化や還元などの化学反応を利用した線量計を**化学線量計**という．化学線量計では，吸収した放射線のエネルギー $100\,eV$（$1.602 \times 10^{-17}\,J$）当たりに，化学反応によって生成あるいは消失したイオンや分子の数である **G 値**（G-value）が既知であるため，生成した分子数から吸収した放射線のエネルギーを導くことができる．したがって，単位質量当たりの吸収エネルギー（dE/dm）である吸収線量を直接測定できる．代表的な化学線量計には，**フリッケ線量計**（Fricke dosimeter）と**セリウム線量計**（ceric sulfate dosimeter）がある．放射線照射による化学反応によって生成した化学種を精度よく測定できる線量の大きい領域（$1 \sim 10^6\,Gy$）の測定に用いられている．その他の化学線量計として，放射線照射によって生成した安定なラジカルを ESR（Electron Spin Resonance）スペクトロメータで測定するアラニン線量計や，ビニルポリマーの重合反応を利用したポリマーゲル線量計（5.9節参照）などがある．

5.8.1 フリッケ線量計

フリッケ線量計は，**鉄線量計**（ferrous sulfate dosimeter）とも呼ばれ，第一鉄イオン（Fe^{2+}）から第二鉄イオン（Fe^{3+}）への酸化反応を利用した線量計である．モール塩（$FeSO_4(NH_4)_2SO_4 \cdot 6H_2O$）の希硫酸溶液に空気を飽和させて，$\gamma$ 線を照射するとモール塩中の水の放射線分解生成物が直接，または間接的に Fe^{2+} を酸化し Fe^{3+} となる．溶液中の有機不純物による Fe^{2+} の酸化を抑制するために 1 mM の塩化ナトリウム（NaCl）も添加する．

フリッケ溶液に放射線が入射した際に生じる主な反応は，水の分解による H と OH の遊離基（free radical）の生成である．放射線が照射されると水は分解し $H_2O \Leftrightarrow \cdot H + \cdot OH$ となる．この生成した水素ラジカル（$\cdot H$）は，酸素と反応し $\cdot H + O_2 \rightarrow \cdot HO_2$ となり $Fe^{2+} + \cdot HO_2 \rightarrow Fe^{3+} + HO_2{}^-$ によって Fe^{2+} を Fe^{3+} に酸化させる．その他にも，水の放射線分解生成物である $\cdot\cdot OH$ や H_2O_2 が酸化剤として働き Fe^{2+} を Fe^{3+} に酸化させる．この Fe^{3+} の生成数は，吸収エネルギー 100 eV（1.602×10^{-17} J）当たり 15.5 である（G 値）．表 5.8[27] に標準フリッケ溶液の G 値を示す．光子エネルギーが低くなると G 値は減少傾向にあるが，$^{137}Cs \gamma$ 線（662 keV）以上のエネルギーではほとんど変化しない．ただし，$^{210}Po \alpha$ 線（5.3 MeV）の G 値は，5.50 ± 0.10 であり[28]，高 LET では大きく値が異なる点に注意しなければならない．

G 値は，SI 単位 mol J^{-1} で表すと

$$G(Fe^{3+}) = 15.5\,(100\,\mathrm{eV}^{-1}) = \frac{15.5}{(1.602 \times 10^{-19} \times 100\,\mathrm{J}) \times (6.02 \times 10^{23}\,\mathrm{mol}^{-1})}$$

$$= 1.607 \times 10^{-6}\,[\mathrm{mol \cdot J^{-1}}] \tag{5.55}$$

となる．

放射線照射によって生成された Fe^{3+} の数は，モール塩の吸光度から導くことができる．照射後のフリッケ溶液の吸光度を A_s，照射によって生成された Fe^{3+} の濃度を C [mol L^{-1}]，測定に用いたセル内溶液の光路長を l [cm]，分子（モル）吸光係数を ε [mol^{-1} cm^{-1}] とすると，Lambert-Beer の法則により

$$A_s = C\,l\,\varepsilon \tag{5.56}$$

となる．

表5.8　標準フリッケ溶液 G 値[27]

光子エネルギー	G 値 /100 eV
5 keV	12.5 ± 0.3
6	12.7 ± 0.2
8	13.0 ± 0.2
10	13.2 ± 0.2
15	13.6 ± 0.3
20	13.8 ± 0.3
30	14.1 ± 0.3
40	14.3 ± 0.3
50	14.4 ± 0.3
60	14.5 ± 0.3
80	14.6 ± 0.2
100	14.7 ± 0.2
^{137}Csγ 線	15.3 ± 0.3
2 MVX 線	15.4 ± 0.3
^{60}Coγ 線	15.5 ± 0.2
4〜33 MVX 線	15.5 ± 0.3
3〜35 Mev 電子線	15.5 ± 0.3

分子吸光係数は，物質固有の値で 1 cm 厚の 1 mol L^{-1} の溶液中を光が透過したときの光の強さの比の逆数である．標準フリッケ溶液の 304 nm に対する水温 25℃ の分子吸光係数 2196 [mol^{-1} cm^{-1}] を基準としており，測定温度（T ℃）によって次式のように変化する．

$$\varepsilon = 2196\left[1 + \frac{0.7}{100}(T - 25)\right] \qquad (5.57)$$

したがって，生成した Fe^{3+} の濃度 C [mol L^{-1}] は，使用する石英セルの光路長 l が 1 cm のとき式（5.55）より

$$C\,[\text{mol L}^{-1}] = \frac{A_s}{\varepsilon\,l} = \frac{A_s}{2196\left[1 + \dfrac{0.7}{100}(T - 25)\right] \times 1} \qquad (5.58)$$

となる．このように，モール塩の吸光度から放射線照射によって生成した Fe^{3+} の濃度 C [mol L^{-1}] を得ることができるため，アボガドロ定数（6.023×10^{23}）を用いて Fe^{3+} の個数を導くことができる．実際の測定では，空気による酸化も生じるため，照射前後の Fe^{3+} の吸光度の差を利用する．このようにして得られた Fe^{3+} の個数は，Fe^{3+} の個数と吸収エネルギーの関係を示した G

値から吸収したエネルギーに変換できる．単位質量当たりに換算すると吸収線量となる．

具体的には，フリッケ線量計で測定された吸収線量は D [Gy]は，照射試料溶液中の Fe^{3+} の生成濃度が C [mol L^{-1}]，アボガドロ定数 N_A（6.023×10^{23} mol^{-1}），フリッケ溶液の密度 d（1.024 g cm^{-3}＝1.024 kg L^{-1}）から

$$D = \frac{C\,N_A}{G(Fe^{3+})d} \tag{5.59}$$

となる．

5.8.2 セリウム線量計

セリウム線量計（ceric sulfate dosimeter）は，硫酸溶液中の水の放射線分解生成物により第二セリウムイオン（Ce^{4+}）から第一セリウムイオン（Ce^{3+}）へ還元する反応を利用した線量計である．$Ce^{4+}+H \rightarrow Ce^{3+}+H^+$ や $Ce^{4+}+H_2O_2 \rightarrow Ce^{3+}+H^+ + \cdot HO_2$ などの還元反応により Ce^{4+} が Ce^{3+} に還元される．

放射線が照射された溶液中の第二セリウムイオン（Ce^{4+}）は，320 nm に吸収ピークが観測されるため，この波長を用いて照射前後の Ce^{4+} の吸光度の差から照射によって減少した Ce^{4+} 量，すなわち，生成された Ce^{3+} の濃度 C mol・L^{-1} を得ることができる．吸収線量の算出は，フリッケ線量計と同様に照射によって生成された Ce^{3+} の濃度 C [mol L^{-1}]からアボガドロ定数（6.023×10^{23}）を用いて Ce^{3+} の個数を算出し，セリウム線量計の G 値（約2.5）から吸収したエネルギーを導き，単位質量当たりに換算する．測定可能な範囲は，$10^2 \sim 10^5$ Gy である．

フリッケ線量計と比して線質および線量率依存性が少ない特徴をもつ．使用に当たっては，化学線量計の共通の問題点であるが，不純物がごくわずかでも混入すると収量に変化が生じるため，使用する容器の洗浄を十分に行い，試薬純度の高いものを使用するなどの点に留意しなければならない．

5.9　ゲル線量計

　放射線に有感なゲル（gel）に関する研究は，1950年にDay M JとStein G[29]が放射線照射によってゲルがメチレンブルーに染色する反応を報告したのが始まりである．しかし，医療現場での線量測定に用いることのできる十分な特性を持ち合わせておらず長い間実用化されてこなかった．しかし，近年になって，三次元の線量測定に適したポリマーゲル線量計（polymer gel dosimeter）の開発が進んでいる．ここでは，ポリマーゲル線量計の原理と線量測定法について述べる．

5.9.1　ポリマーゲル線量計（polymer gel dosimeter）

　ポリマーゲル線量計とは，放射線照射によってビニルモノマーがラジカル重合反応によってポリマーを生成する現象を利用した化学線量計の一種である．Kennanら[30]によって，N,N'-メチレンビスアクリルアミド（N,N'-methylene-bis-acrylamide）とアガロース（agarose）の水溶液に放射線を照射するとポリマーが生成しNMR緩和速度（$R_1 = 1/T_1$）が増加することが報告されたのがポリマーゲル線量計の始まりである．このポリマーの生成は，陽子のスピン緩和時間に変化を与えるだけでなく，物質の密度や光の吸収の変化も伴うため，磁気共鳴画像診断（MRI）装置だけでなく，X線コンピュータ断層撮影（Computed Tomography：CT）装置や，光CT（Optical Computed Tomography）などにより，三次元の情報を取得できる．

　表5.9に代表的なゲルの組成[31]を示す．現在，使用されているポリマーゲルはモノマーにメタクリル酸を含むMAG type（Methacryic Acid & Gelatin）と，アクリルアミドと架橋剤（Bis）を含むPAG type（Poly-Acrylamide & Gelatin）に大別される．いずれも主成分は水（約80〜90 w%）であり，反応物であるビニルモノマーが約3〜9 w%，ラジカル重合反応によって生成されたポリマーを固定化するためのゼラチンなどのゲル化剤が約5〜8 w%含まれている．

　代表的なビニルモノマーの構造を図5.42に示す．このモノマーが溶液中で

表5.9　代表的なゲル線量計の組成[31]

	MAG type		PAG type		
	MAGIC	MAGAT	PAGAT	NIPAM	iPAGAT
Water	83 wt%	87 wt%	89 wt%	89 wt%	80.8 wt%
Gelatin	8 wt%	8 wt%	5 wt%	5 wt%	4.8 wt%
MA	9 wt%	5 wt%	—	—	—
AA	—	—	3 wt%	—	2.9 wt%
NIPAM	—	—	—	3 wt%	—
Bis	—	—	3 wt%	3 wt%	2.9 wt%
AsA	2 mM	—	—	—	—
CuSO$_4$	80 μM	—	—	—	—
HQ	18 mM	—	—	—	—
MgCl$_2$	—	—	—	—	4.1 wt%
THPC	—	2 mM	5 mM	5 mM	10 mM

MA：Methacrylic acid, AA：Acrylamide, NIPAM：*N*-isopropylacrylamide, Bis：*N*, *N'*-Methylene-bis-acrylamide, AsA：Ascorbic acid, HQ：Hydroquinone, THPC：Tetrakis-hydroxymetyl-phosphonium chloride（iPAGAT=PAGAT+MgCl$_2$（0.5 M）).

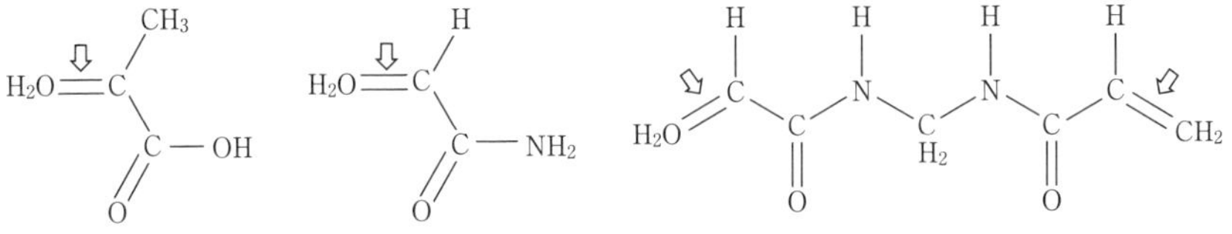

メタクリル酸　　　アクリルアミド　　　*NN'*-メチレンビスアクリルアミド

図5.42　代表的なビニルモノマーの構造[31]

放射線ラジカル重合反応によりポリマーとなる基本原理は，以下の4段階からなると考えられている[31]．

1)　放射線照射により水が分解しOHラジカルなど（R'）が生成する．

　　H$_2$O → R'　（水の放射線分解/Radiolysis）

2)　R' は，図5.42の二重結合部位（⇩の部分）と反応し，モノマーラジカル（R-C-C'）を生成する．

　　R'+C＝C → R-C-C'（初期化/Initiation）

3)　R-C-C' は，ほかのモノマーと反応を繰り返し（重合），ポリマーラジカル（R-C-C-C-C'）が生成する．

　　R-C-C'+C＝C → R-C-C-C-C'（伸長/Propagation）

4) 成長したポリマーラジカル R-C-C⋯-C-C′ は，ほかのラジカルと反応し重合が停止する．

　　R-C-C⋯-C-C′+R′ → R-C-C′⋯-C-C+R（停止/Termination）

　　（R′：OH ラジカルなどの放射線水分解生成物，C＝C：ビニルモノマー）

　これらの過程で生じたラジカル重合反応量（ポリマーの生成量）は，吸収した放射線のエネルギー量と相関がある．したがって，MRI 装置でポリマー化に伴う陽子のスピン緩和速度の変化と線量の関係をあらかじめ作成し，測定結果と比較することで高空間分解能の三次元線量分布を取得することができる．測定には，コントラストの高い T_2 緩和速度（$R_2=1/T_2$）を用いることが多い．ただし，測定時の温度変化による影響を受けやすいことに注意しなければならない．1 回の撮像時間が短く高空間分解能の線量分布を取得できるが，微小な密度変化の描出には向いていない．現在では，ポリマー化に伴う染色を光の吸収で捉える光学 CT を用いた研究も進んでおり，MRI や X 線 CT よりも安価なため，その普及が期待されている．

　水等価性が高く，三次元の線量分布が測定可能なポリマーゲル線量計は，特に放射線治療の領域での利用に期待が大きいため，多くの研究者らによって測定法の最適化と精度の向上だけでなく，可逆性のある新たなポリマーゲル材料の開発が進められている．しかしながら，現段階では，装置が高額であることや，繰り返し利用できないため廃棄物が生じることなどの問題が残されている．

演習問題

5.1 入射窓の断面積 $1.0\,\mathrm{cm}^2$，電荷収集領域の長さ 34 cm の自由空気電離箱に X 線を照射し収集電荷 $2.4\,\mu\mathrm{C}$ を得た．入射窓位置での空気カーマ [Gy] はどれか．ただし，空気の密度を $1.2\times10^{-3}\,\mathrm{g\,cm^{-3}}$，単位電荷が生じるために消費される平均エネルギー W/e を $34\,\mathrm{J\,C^{-1}}$ とする．

　　1．0.5　　2．1.0　　3．1.5　　4．2.0　　5．2.5

5.2 電離箱のイオン再結合で正しいのはどれか．

　　1．印加電圧が高いほど起こりやすい．

2. イオン再結合で収集電荷は増加する.

3. 電極間距離が小さいほど起こりやすい.

4. 一つの飛跡上で生じるのは初期再結合である.

5. リニアック電子線では一般再結合が顕著である.

5.3 水に電子線を照射したところ温度が 0.4 K 上昇した. 同じ照射条件でのグラファイトの温度上昇 [K] はどれか.

ただし, グラファイトおよび水の比熱容量は 632 J kg^{-1} K^{-1} および 4182 J kg^{-1} K^{-1}, グラファイトおよび水の質量衝突阻止能はそれぞれ 1.745 MeV cm^2 g^{-1} および 1.968 MeV cm^2 g^{-1} とする.

1. 0.05　　2. 0.07　　3. 0.35　　4. 2.35　　5. 2.99

5.4 自由空気電離箱で照射線量計測の条件でないのではどれか.

1. イオン再結合補正ができること

2. 電荷収集領域の体積を決定できること

3. 電荷収集領域で荷電粒子平衡が成立していること

4. 空気以外からの二次電子が混入しない構造であること

5. 高圧−集電極間の電場の強さを 1000 V cm^{-1} 以上に設定できること

5.5 水吸収線量の標準計測で必要な係数の説明で誤っているのはどれか.

1. 線質変換係数は線質による電離箱の応答の変化を補正する.

2. 空洞補正係数は空洞による電子フルエンスの変化を補正する.

3. 電位計校正定数は電位計が表示する電荷のトレーサビリティを保証する.

4. 極性効果補正係数は集電極への印加電圧の極性による収集電荷の変化を補正する.

5. 中心電極補正係数は平行平板形電離箱の空洞前壁以外からの電子混入を補正する.

5.6 蛍光ガラス線量計について正しいのはどれか.

1. 放射線照射により蛍光中心が生成される.

2. TLD と比較してフェーディングの影響が大きい.

3. 1回の読み取りを行うと照射された線量情報を失う.

4. 放射線のエネルギーに対する依存性は無視できる.

5. 放射線照射後, 紫外線を当てると青色の蛍光を発生する.

5.7 熱ルミネセンス線量計で正しいのはどれか.

1. 線量率計として使用する.

　　2.　クエンチングの補正が必要である.

　　3.　エネルギー分解能が優れている.

　　4.　アニーリングによって再使用できる.

　　5.　リーダーの中に光電子増倍管がある.

5.8　TLDの使用でグローカーブに影響が少ないのはどれか.

　　1.　湿度

　　2.　気圧

　　3.　素子の種類

　　4.　アニーリングの方法

　　5.　照射から測定までの時間

5.9　光刺激ルミネセンス現象を利用した検出器はどれか.

　　1.　アントラセン

　　2.　チェレンコフ検出器

　　3.　NaI(Tl)シンチレータ

　　4.　イメージングプレート

　　5.　熱ルミネセンス線量計

5.10　フリッケ線量計のG値について誤っているのはどれか.

　　1.　G値は線量に依存する.

　　2.　G値の単位はmol/Jである.

　　3.　セリウム線量計の値と同じである.

　　4.　G値が既知であれば吸収線量が求められる.

　　5.　X線エネルギーが異なっても値はほぼ同じである.

5.11　化学反応を利用するのはどれか.

　　1.　セリウム線量計

　　2.　ゲルマニウム検出器

　　3.　フォトダイオード検出器

　　4.　Fricke（フリッケ）線量計

　　5.　Cherenkov（チェレンコフ）検出器

5.12　放射線検出器と関係する項目の組合せで正しいのはどれか.

　　1.　BF₃計数管 ———————————— 熱中性子

　　2.　半導体検出器 ———————————— イオン再結合

　　3.　電離箱線量計 ———————————— 電子なだれ

　　4．蛍光ガラス線量計 ──────────── 紫外線照射

　　5．ラジオクロミックフィルム ──────── 現像

5.13　1回の照射による変化を繰り返し読み取り可能な検出器はどれか．

　　1．TLD

　　2．蛍光ガラス

　　3．イメージングプレート

　　4．フラットパネルディテクタ

　　5．ラジオクロミックフィルム

5.14　発光現象を利用した検出器はどれか．

　　1．電離箱

　　2．OSLD

　　3．GM 計数管

　　4．半導体検出器

　　5．Fricke（フリッケ）線量計

5.15　個人被ばく線量計として用いられないのはどれか．

　　1．OSL

　　2．TLD

　　3．GM 計数管

　　4．半導体検出器

　　5．蛍光ガラス線量計

〈参考文献〉

1）Andreo A, Burns DT, Hohlfeld K, et al.：Absorbed dose determination in external beam radiotherapy：An international code of practice for dosimetry based on standards of absorbed dose to water, IAEA TRS-398, Vienna, 2000

2）日本医学物理学会編：外部放射線治療における水吸収線量の標準計測法（標準計測法12），通商産業研究社，2012

3）Seltzer SM, Bartlett DT, Burns DT, et al.：Fundamental quantities and units for ionizing radiation, ICRU Report 85, International Commission on Radiation Units and Measurement, Oxford Press, 2011

4）Nahum AE：Water/air mass stopping-power ratios for megavoltage photon and electron beams, Phys. Med. Biol., 24-38, 1978

5) Boag JW, Currant J. : Current collection and ionic recombination in small cylindrical ionization chambers exposed to pulsed radiation, Br. J. Radiol. , 53, 471-478, 1980

6) Hubbell JH and Seltzer SM : X-ray mass attenuation coefficients, NIST Standard Reference Database 126, https://www.nist.gov/pml/x-ray-mass-attenuation-coefficients, 2004

7) Berger MJ, Coursey JS, Zucker MA, et al. : Stopping-power & range tables for electrons, protons and helium ions, NIST Standard Reference Database 124, https://www.nist.gov/pml/stopping-power-range-tables-electrons-protons-and-helium-ions, 2017

8) Wulff J, Heverhagen JT, Zink K : Monte-Carlo-based perturbation and beam quality correction factors for thimble ionization chambers in high-energy photon beams, Phys. Med. Biol., Med. Phys., 53, 2823-2836, 2008

9) Broerse JJ, Bewley DK, Goodman LJ, et al. : Neutron dosimetry for biology and medicine, ICRU Report 26, 1984

10) 森下雄一郎, 加藤昌弘：水吸収線量率の一次標準について, 外部放射線治療における水吸収線量の標準計測法 (標準計測法12), 122-131, 通商産業研究社, 2012

11) Horwitz, N.H., Lofstrom, J.E. and Powsner, E.R. : Radiology, 81, 132, 1963

12) Appelgren, K.L., Lewis, D.H, and Hagendal, E. : Scand. J. Gun. Invest., 17, 511, 1965

13) Carolyn McKerracher, David I. Thwaites : Radiotherapy and Oncology 79, 348-351, 2006

14) SUN NUCLEAR CORPORATION ホームページから引用
https://www.sunnuclear.com/solutions/patientqa/mapcheck-3

15) 日立製作所ホームページから引用
http: //www. hitachi. co. jp/products/healthcare/products-support/radiation/dosemeter/pdm127b/index.html

16) M. Soubra and J, Cygler and G. Mackay : Med. Phys., 21 (4), 567-572, 1994

17) アクロバイオ株式会社ホームページから引用
https://www.acrobio.co.jp/products/radiationtherapy/mosfet.html

18) Czirr JB, Catalano E : Nucl. Instrum. Meth., A143 : 487, 1977

19）Sakai E：IEEE trans. Nucl. Sci., NS-34：418, 1987

20）Moses WW, Derenzo SE：Nucl. Instrum. Meth., A299：51, 1990

21）AGC テクノグラス株式会社 説明資料（一部編集）

22）J. T. Randall and M. H. F. Wilkins：Proc. Roy. Soc., A184, 366, 1945

23）外部放射線治療における水吸収線量の標準計測法（標準計測法 12）日本医学物理学会編，通商産業研究社

24）長瀬ランダウア株式会社ホームページ

25）西谷源展他編：放射線計測学（改訂 2 版），日本放射線技術学会監修，p. 55，オーム社，2013

26）日本工業規格 JIS Z 4575

27）ICRU Report34

28）Spinks JWT, et al.：An Introduction to Radiation Chemistry, 2nd ed., p. 96, John Wiely &Sons, 1976

29）Day M J and Stein G：Chemical effects of ionizing radiation in some gels , Nature, 166, 146-7, 1950

30）Kennan R P, Maryanski M J, Zhong J and Gore J C：Hydrodynamic effects and cross relaxation in cross linked polymer gels, Proc. Int. Soc. for Magnetic Resonance in Medicine（New York），1992

31）Shinichiro Hayashi：Jpn. J. Med. Phys., Vol. 37, No. 2, 89-94, 2017

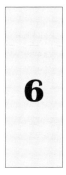

6 防　　護

　本章では，放射線業務従事者被曝管理に用いる，各種の**個人被ばく線量計**，環境放射線測定に使用する各種**サーベイメータ**，モニタ，そして体内 RI 分布測定（ホールボディカウンタなど）に関する基礎や原理などについて概説する．使用目的や状況，測定対象放射線に合致した測定器類を用いなければならない．さらに測定機器の定期的な校正も必要である．また「防護量と実用量」および「均等被ばくと不均等被ばく」などについても概説する．

6.1　個人被ばく線量計

6.1.1　防護量と個人被ばく線量計

ここでは外部被ばくに関する個人被ばく線量測定評価について述べる．

(1)　防護量と実用量

　実効線量と**等価線量**は**防護量**と呼ばれ，防護量（実効線量限度と等価線量限度）によって法令上の職業被ばくが管理されている．だが防護量は実際に測定することが不可能であり，測定可能な**実用量**である **1 cm 線量当量**（Hp(10)）と **70 μm 線量当量**（Hp(0.07)）によって防護量を評価（過大評価つまり安全側に評価）する．

　Hp(0.07) および Hp(10) は，人体軟部組織等価ファントム（ICRU ファントム）を用いて評価され，そのファントムに放射線が入射したところから 70 μm および 1 cm の深さの位置の線量をもって，それぞれ定義されている．そして

それら単位は一般的に**シーベルト** [Sv] を用いる.

　皮膚の**等価線量**は Hp (0.07) を用いて評価し,眼の水晶体の等価線量は Hp (0.07) または Hp (10) の何れか適当な方(多い線量値の方)を用いて評価している.なお**水晶体被ばくに関して,3 mm 線量当量**(Hp (0.3))で評価されることもある.実効線量は,Hp (10) を用いて評価する.

　Hp (10) および Hp (0.07) 測定値から,防護量(実効線量や等価線量)を安全側に推定評価することが,放射線防護上は妥当であるとされている.

　なお,実際の線量測定に使用する測定器(たとえば蛍光ガラスバッジ等の個人線量計など)は,そのエネルギーレスポンスをおおよそ近似させることで,Hp (10) および Hp (0.07) を評価している.

(2)　均等被ばくと不均等被ばく

　実効線量は,全身に均等な被ばくを受けたこと(均等被ばく)を前提とした場合は,胸部(妊娠可能女子等は腹部)に装着した個人線量計の Hp (10) 測定値によって評価する.一方,放射線防護衣(プロテクタ)を着用して放射線作業を行っている際などは,著しく不均等な被ばくを受けている可能性が高い.そのためプロテクタ着用時などは,プロテクタの内側と外側に,複数個以上の個人線量計を装着し,測定されたおのおのの Hp (10) に対して重み付けを行い不均等被ばく時の実効線量を推定し評価する.

　複数個の個人線量計装着時は,日本では以下に示す式を用いて算定する.

$$実効線量 = 0.08\,Ha + 0.44\,Hb + 0.45\,Hc + 0.03\,Hm$$

Ha:頭頸部における (Hp (10))

Hb:胸部および上腕部における (Hp (10))

Hc:腹部および大腿部における (Hp (10))

Hm:Ha,Hb,Hc のうち最大となる区分における (Hp (10))

　つまり胸部および上腕部と腹部および大腿部の被ばくに重点を置いた線量評価である.

　個人線量計を,頭頸部(防護衣の外側の Hp (10):H_{out})と胸腹部(防護衣の内側の Hp (10):H_{in})にそれぞれ1個ずつ(計2個)装着した場合,上式は結局以下のようになる.

$$実効線量 = 0.11\,H_{out} + 0.89\,H_{in}$$

つまり防護衣の内側の被ばく量を重視した線量評価である.

6.1.2　個人被ばく線量計の種類

個人被ばく線量計の種類は**パッシブ型**と**アクティブ型**に大別できる.本稿では個人被ばく線量による測定に関して以下に例を挙げて説明する.なお,JIS Z 4345：2017「X・γ線及びβ線用受動形個人線量計測装置並びに環境線量計測装置」,ISO 21909-1：2015「Passive neutron dosimetry systems. Part1：Performance and test requirements for personal dosimetry」に定められている各性能を満足することが求められている.

(1)　パッシブ型個人被ばく線量計

受動形線量計であり,**リアルタイム**測定評価はできないが,法定管理のための線量計として使用することが可能である.一般に小型軽量であるので線量計装着時の身体的負担はほとんどなく,耐衝撃性にも優れており,また取扱いが簡便で廉価である.以前はフィルムバッジが主に使用されていたが,現在ではガラスバッジやルミネスバッジなどの高性能なモニタリング線量計が主流となっている.下記に代表例を示す.

・ガラスバッジ（図 6.1）

ガラスバッジは,**蛍光ガラス線量計**（RPL 現象を利用：下記参照）を使用した小型軽量のモニタリングバッジである.X 線とγ線については Hp(10)および Hp(0.07)を評価でき,β線は Hp(0.07)の評価が可能である.

各種のフィルタ（吸収材）と透過しガラス板（銀活性リン酸塩ガラス）に吸収された線量から,Hp(10)および Hp(0.07)をモニタできる.すなわち,エネルギーの異なる複数以上の X・γ線が入射した場合でも線量算出が可能になるように,いくつかのフィルタ（スズ,銅,アルミニウム,プラスチック）で構成されている（図 6.2）.そして質量厚の異なるフィルタから得られるおのおののレスポンスに適切な定数を乗ずることで Hp(10)および Hp(0.07)を評価している.

線量測定は 0.05 mSv～10 Sv と広範囲の評価が可能である.10 keV～10 MeV の X・γ線の測定ができる.方向依存については,水平方向垂直方向 0°～±60° 入射角度範囲は担保されている.また線量直線性は良好で,フェーデ

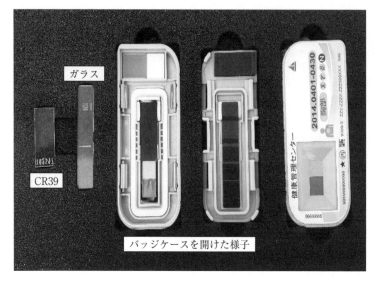

図 6.1　ガラスバッジ

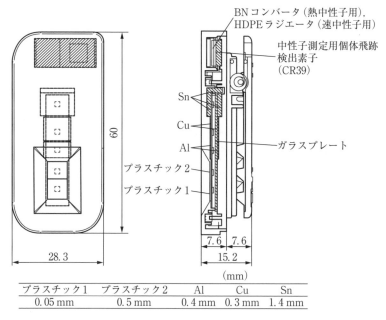

プラスチック1	プラスチック2	Al	Cu	Sn
0.05 mm	0.5 mm	0.4 mm	0.3 mm	1.4 mm

図 6.2　ガラスバッジの内部構造

ィング（fading，退行現象）の影響はほとんどない．

> 　ラジオフォトルミネッセンス（RPL, Radiophotoluminescence）**現象**：　素子
> （銀活性リン酸ガラス）に放射線が照射されたとき，電子が高いエネルギー準位
> でトラップされ一時的に安定な状態になる．その後紫外線で励起するとオレン
> ジ色の蛍光（波長域：600 nm～700 nm）を発することを RPL 現象と呼ぶ．蛍
> 光量をフォトマルで測定し，蛍光量が放射線量に比例することから，線量計と
> して利用できる．

　一方，**固体飛跡検出素子**（CR39 などのプラスチック板）を組み込むことで
エッチピット法（下記）により中性子線の Hp(10) 測定を可能としたバッジも
ある．ホウ素フィルタで（**n, α 反応**）により**熱中性子**を測定し，ポリエチレ
ンフィルタで**弾性散乱**（反跳陽子）に伴う**速中性子**を測定できる．固体飛跡検
出素子中にできた，中性子による傷（飛跡）の数（フルエンス）を計数するこ
とによって，Hp(10) を評価する．

> 　**エッチピット法**：　中性子などによって固体飛跡検出素子（例，プラスチッ
> ク）に作られる傷の大きさは非常に小さい．NaOH や KOH などの水溶液を用
> いて，傷が生じたプラスチック板を化学処理すると**食刻**（**エッチング**）され，
> 光学顕微鏡で観察可能な大きさのピット（穴）に拡大される．これらのピット
> をエッチピットと呼ぶ．

・**ルミネスバッジ**（図 6.3）
　OSL 現象（下記）を利用した個人線量計（**光刺激ルミネッセンス線量計**）
である．バッジは，直径 7 mm の酸化アルミニウム（$Al_2O_3 : C$）を使用した
4 つの OSL 検出器（円盤状素子）を組み込み，前述のガラスバッジ同様に，

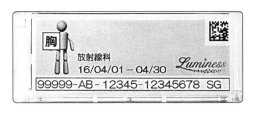

図 6.3
ルミネスバッジ

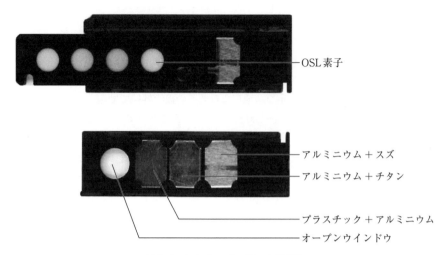

図6.4　ルミネスバッジの内部構造

X・γ線，β線を分離測定し，エネルギーを判定するための4種類のフィルタ
で構成されている（図6.4）．特徴および諸特性は前述のガラスバッジとほぼ
同様である．

　OSL（Optically Stimulated Luminescence）**現象**：　検出素子（一般に酸化ア
ルミニウム）に放射線が照射されたとき電子が高いエネルギー準位で一時的に
安定な状態になる．この状態の物質に可視光（緑色）を当てると光刺激ルミネ
ッセンスと呼ばれる蛍光（青色）を発する．蛍光量をフォトマルで測定し，そ
の量は初めに照射した放射線の量に比例することから線量計として利用できる．

・水晶体線量計（DOSIRIS）

　ICRP（国際放射線防護委員会）は，2011年に眼の水晶体の等価線量限度を
より厳しく定めた．IAEA（国際原子力機関）は，眼の水晶体の評価に対し，
可能な限り眼の近くに線量計を装着し，Hp(3)を測定するように推奨した．
DOSIRIS（ドジリス）はTLD（下記）を用いた**水晶体線量計**であり，ヘッド
バンド使用し眼のすぐ近くに装着でき，防護眼鏡をかけた状態でも線量（Hp
(3)）を測定できる（図6.5）．使用しているTLD素子は「^{7}LiF：Mg,Ti」で厚

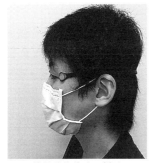
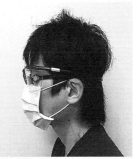

線量計装着時の様子　　　　鉛防護眼鏡着用時でも
　　　　　　　　　　　　　線量計を装着できる

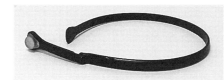

外観

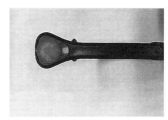

検出部

図 6.5　水晶体線量計の一例（ドジリス）

み 3 mm のポリプロピレン製カプセル内に組み込まれている．X・γ 線, β 線
の Hp (3) が測定できる．0.1 mSv〜1 Sv の線量が評価可能である．

方向依存は良好で，実効原子番号の小さい LiF を主成分としているため，
エネルギー依存性は少ない．またフェーディング（fading）は大きな影響を与
えない．

> **熱蛍光線量計**（Thermoluminescent Dosimeter, TLD）：　放射線が結晶（検
> 出素子）と相互作用したとき，結晶の原子にある電子がより高いエネルギー準
> 位に飛び出しトラップされる．結晶を加熱することにより光を放出する．放射
> される光量は被ばくした放射線量に比例するため，発光量をフォトマル測定す
> ることで線量計として利用できる．

・リングバッジ

リングバッジは，手指の被ばく測定用の小型モニタリング線量計である（図6.6）．リングバッジは手指の被ばくが体幹部（胸部，腹部）よりも多く，被ばくする可能性のある場合（X 線透視等で視野に手指が入るときや RI を直接扱うときなど）に着用する．

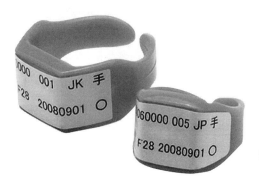

図 6.6
リングバッジの一例

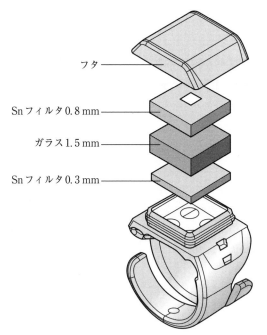

フタ

Snフィルタ 0.8 mm

ガラス 1.5 mm

Snフィルタ 0.3 mm

図 6.7
リングバッジの内部構造例
（蛍光ガラス線量計を使用
したタイプ）

検出器は蛍光ガラス線量計や TLD を使用したものがある．X・γ 線用および β 線用があり，Hp (0.07) をモニタできる（図 6.7）．諸特性などは前述の蛍光ガラス線量計や TLD と同様である．

(2) アクティブ型個人被ばく線量計

線量測定値をリアルタイムに表示することができる線量計である．電磁波シールドを施していない測定器の場合は，携帯電話等からの電磁波の影響による誤計数に注意する必要がある．

・ポケット線量計

以前はコンデンサ電離箱を用いたポケット線量計が使用されていたが，現在は高精度である**電子ポケット線量計**が主流である．電子ポケット線量計は，PN 接合型 Si 半導体を検出器（放射線によって生じた電子正孔対を測定）とした半導体式ポケット線量計である（図 6.8）．

一般に，X・γ 線の Hp (10) をモニタできる．測定範囲は 1 μSv〜10 Sv，エネルギーは 40 keV 以上である．また，0.01 μSv から測定できる高感度タイプや，低エネルギー 20 keV から測定できるタイプなど各種のものがあり，目的に合致した電子ポケット線量計を使用する必要がある．

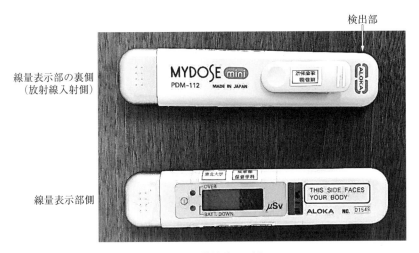

図 6.8　電子ポケット線量計の一例
（検出部が前面になるように装着する）

・リアルタイム i2 線量計

　「個人線量計（半導体検出器と無線通信器）」と「i2 リアルタイムディスプレイ（10.4 インチ）」で構成されたリアルタイム被ばく測定システム（図6.9）である．小型・軽量の個人線量計を身につけるだけで，個人の散乱 X 線被ばくをワイヤレスでディスプレイに転送し，リアルタイムに確認することができる．i2 は，装着した個人線量計からリアルタイムで被ばく線量情報が送信され，専用ディスプレイに表示するため，医療スタッフ自ら表示を確認して被ばく回避行動を学習することで被ばくを低減することが見込まれる．なおバージ

リアルタイムディスプレイ

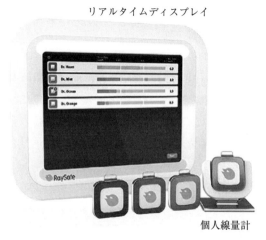

個人線量計

図6.9　リアルタイム i2 線量計

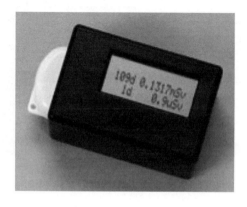

図6.10
D-シャトル（D-シャトル本体を付属の表示器に差し込んだところ）

ョンアップした i3 線量計も使用されている．33 keV〜101 keV X 線とガンマ線エネルギーの Hp(10) をモニタでき，40 μSv/h〜300 mSv/h の線量率のリアルタイム評価が可能である．

(3) ハイブリッド型個人被ばく線量計

パッシブ型の機能を有しつつ，線量測定表示のリアルタイム性ももつハイブリッド型被ばく線量計の開発が進みつつある．**D-シャトル**はその一例であり（図 6.10），半導体検出器を用いて Hp(10) を測定評価できる．将来的にはハイブリッド型が普及する可能性がある．

6.2 環境放射線

6.2.1 各種サーベイメータ，モニタ

目的に応じたサーベイメータ，モニタを使用しなければならない．また測定状況に配慮して時定数を設定する（時定数を小さく設定すれば応答速度は速くなる）．なお，計数率や線量率の正確な評価のためには，時定数の約 3 倍以上の測定時間を目安とする．

6.2.2 空間線量率

施設環境・漏洩線量の評価に関する空間線量率等の測定について以下に代表例を挙げて説明する．

(1) 各種サーベイメータ

・電離箱サーベイメータ

電離箱サーベイメータは，X 線検査室や放射線診療室等の X 線，γ 線の漏洩線量測定などに使用されている．測定感度を向上させるため，電離容積は一般の指頭型などの電離箱チャンバーに比べ大容量である．光子との相互作用の結果生じた電荷量を測定して，周辺線量当量としての Hp(10) を評価している．電離箱サーベイの一例を図 6.11 に示す（例：測定エネルギーは 30 keV〜1.5 MeV，線量率および積算線量測定レンジは 1.00 μSv/h〜1.00 Sv/h，0.3 μSv〜10 Sv）．電離箱サーベイメータは比較的低感度であるためバックグランド（BG）レベル放射線は検出できない．

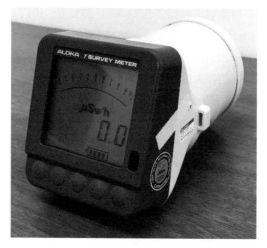

図 6.11　電離箱サーベイメータの一例

・シンチレーションサーベイメータ

　γ線測定用として NaI(Tl) シンチレーション検出器を使用したがサーベイメータが多用されている．光子との相互作用によって励起したシンチレータが発光しその量をフォトマルで検出増幅し計測している．高感度であり BG レベル（およそ 0.05 μSv/h）の測定ができる．一例を図 6.12 に示す（測定エネルギーは 60 keV〜1.5 MeV，線量率測定レンジは BG〜30.0 Sv/h）．Hp(10) の線量率と積算線量が測定できる．またパルス波高分析によるエネルギー補償回路を内蔵したものもあり，その場合はエネルギー（核種）対応した Hp(10) を測定できる．

・半導体サーベイメータ

　γ線測定用のシリコン半導体を検出器としたものなどがあり，一般に比較的小型である（図 6.13）．諸特性は NaI(Tl) シンチレーションサーベイメータと概ね同様であるが，より高感度なものやより低エネルギーから測定可能なものなどさまざまなタイプがある．

・GM サーベイメータ

　GM 計数管は一般に β 線測定に使用されるが，検出部表面に金属キャップ（フィルタ）を装着することで γ 線の測定感度を高めることができる．すなわ

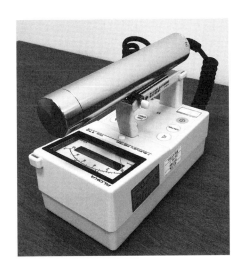

図 6.12
NaI(Tl) シンチレーションサー
ベイメータの一例

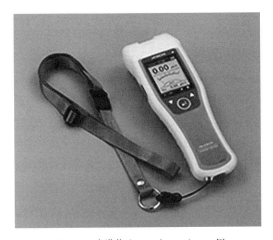

図 6.13 半導体サーベイメータの一例

ち γ 線と金属キャップの相互作用の結果生じた二次電子が，GM 管内で電子雪崩を起こし，パルス信号として検出することで γ 線の評価が可能である．

・**中性子サーベイメータ**

^{3}He 比例計数管を使用したもの等があり一例を図 6.14 に示す．^{3}He 検出器による (n, α) 反応を利用して熱中性子測定ができるほかに，減速材（ポリ

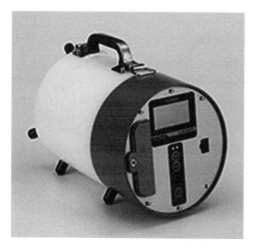

図6.14
³He 比例計数管中性子サーベイメータの一例

エチレン）を使用しているため速中性子測定も可能である．Hp (10) を評価できる（例として，$0.10\,\mu\mathrm{Sv/h}{\sim}10.0\,\mathrm{mSv/h}$, $0.025\,\mathrm{eV}{\sim}$約 $15\,\mathrm{MeV}$）．

(2) モニタリングポスト

モニタリングポストは原子力発電所周辺地域等の環境放射線量を常時測定（365 日 24 時間連続監視する）システムである．環境のモニタリング（環境放射線量率の常時測定）は，通常，γ 線を対象に行われ，検出器は感度の良い「NaI(Tl) シンチレーション検出器」と，そして高線量率測定用の「電離箱式検出器」が用いられる．モニタリングポストはこれら 2 つ検出器を組み合わせて一式として用いることが多い（図6.15）．測定データは伝送され各施設や自治体に集約され，ホームページで公開されている．

6.2.3 表面汚染密度

(1) サーベイメータ法およびスミア法

RI 汚染状況の評価は，サーベイメータなどの測定器を用いて，汚染箇所等にプローブを近接させて直接測定したり，**スミア法**により間接的に測定評価をすることで，法令で定められている「**表面密度限度**」と比較確認する．β 線や α 線などが主な測定対象となる．サーベイメータ使用時は時定数の設定を考慮し，また測定時はなるべく表面に検出器を一定距離で近接させる．なお近接測

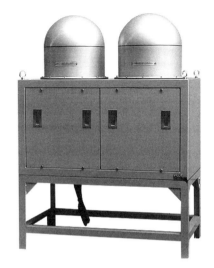

図 6.15
モニタリングポストの一例

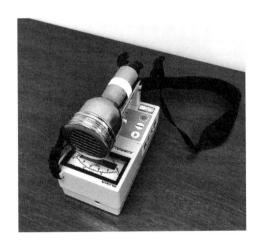

図 6.16
GM サーベイメータの一例

定時は検出器プローブ表面に RI 汚染物質が付着しないように注意する（検出器部分をビニール等でラッピングして，もし RI が付着した場合は取り替えるようにする）．表面汚染密度等の測定に関して以下に例を挙げて説明する．

・GM サーベイメータ

　広口の端窓型 GM 管を用いたサーベイメータが適しており，β 線放出核種の表面汚染検査に多用されている（図 6.16）．ただし**トリチウム**等の低エネルギ

－β線は飛程が短いため入射面で遮られ測定評価できない．入射面は薄いマイラ（雲母）であり破損しないように取扱いに注意する．GM管の封入ガスの劣化にも注意する．

・シンチレーションサーベイメータ

　α線放出核種の表面汚染検査用として，ZnS(Ag) シンチレータを検出器としたサーベイメータがある（図6.17）．シンチレータの発光はフォトマルで検出増幅し計測する．α線は飛程がきわめて短いため，測定の際は空気による吸収に対しても十分に注意する必要がある．またα線入射面はきわめて薄い膜（アルミ蒸着マイラ）となっているため細心の取扱いが必要である．

　β線放出核種の表面汚染検査用として，**プラスチックシンチレータ**（ラギッドシンチレータ，遮光膜一体型プラスチックシンチレータ）を検出器としたサ

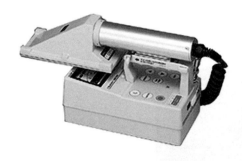

図6.17
ZnS(Ag) シンチレーションサーベイメータの一例

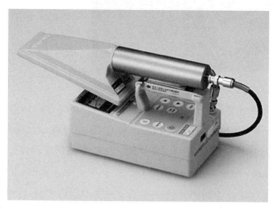

図6.18　β線用ラギッドシンチレーションサーベイメータの一例

ーベイメータがある（図6.18）．GMサーベイよりも検出面積を大きくできる．

・**スミア**（smear）**法**

スミア法は表面をろ紙でふき取って，ろ紙に付着した放射性物質を測定することで表面汚染密度を調べる間接的な方法である．**ふき取り効率**は，エポキシ樹脂塗装面やビニール床シート等で0.5，それ以外の面や実験的に評価されていないときは0.1とJISでは定めている．ふき取った**スミアろ紙**の放射能測定は，GM計数管による定位立体角測定や，**液体シンチレーションカウンタ**などで行われる．なおスミア法は，放射性物質が固着している場合は不向きである．

バックグラウンドが低いところでスミアろ紙の放射能測定が可能であるため，バックグラウンドの影響を受け難いという利点もある．なおスミアろ紙は直径2.5 cmで，ふき取り面積10×10（100 cm²）である．

・**ハンドフットクロスモニタ**（図6.19）

ハンドフットクロスモニタは汚染検査室の出入口付近などに設置し，放射線作業者の手足や衣服などに付着した放射性物質の有無を確認し表面汚染を検査する．主にβ線が測定対象である．GM管式ハンドフットクロスモニタが多用

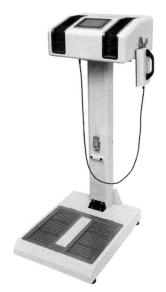

図6.19
ハンドフットクロスモニタの一例

されているが，最近ではシリコン半導体を用いたものもある．

6.2.4　空中放射能濃度

・ガスモニタ

　ガスモニタは放射線施設からの排気中のγ線やβ線を連続的にモニタする（図 6.20）．排気中の放射能濃度が法令で定められた基準濃度（Bq/cm³）以下（放射線同位元素等の規制に関する法律の告示別表（以下，告示別表）第2の5欄：**排気中又は空気中の濃度限度**）であることを測定・監視・記録する．

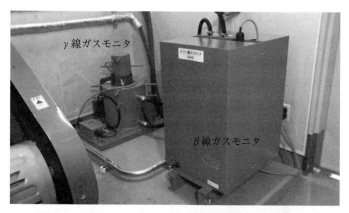

図 6.20　ガスモニタの例（γ線ガスモニタとβ線ガスモニタ）

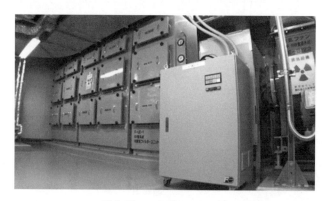

図 6.21　ヨウ素モニタの例

γ線ガスモニタは NaI(Tl) シンチレーション検出器を使用したものがあり，また β線ガスモニタはプラスチックシンチレーション検出器を使用したものがある．また通気型電離箱を検出器としたガスモニタもある．

ヨウ素モニタは，空気中の放射性ヨウ素を活性炭フィルタで吸着し，その γ線を NaI(Tl) シンチレーション検出器にて連続的に測定・監視・記録する（図 6.21）．

・**ダストモニタ**（図 6.22）

ダストモニタは放射線施設作業エリア内などの空気をろ紙上に捕集して粒子状放射性物質からの放射線を連続的に測定・監視・記録する．一般に γ線は NaI(Tl) シンチレーション検出器，β線は主に GM 検出器，α線は ZnS(Ag) シンチレーション検出器を用いて測定する．

・**エリアモニタ，環境線量計**

エリアモニタは，施設の空間放射線を連続的に測定・監視・記録する．シリコン半導体検出器や電離箱を用いて空間 γ線を検出する（図 6.23）．施設内の主要箇所や空間線量率が高くなるところ，または大きく変動する可能性のあるところなどに設置し，測定データは自動集計される．

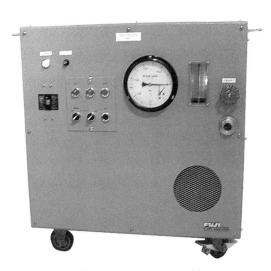

図 6.22 ダストモニタの例

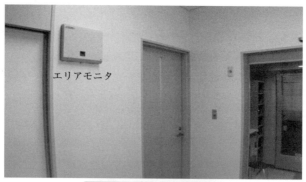

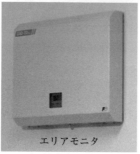

図6.23　エリアモニタの例

またHe-3比例計数管を用いた中性子エリアモニタもある.

6.2.5　水中放射能濃度

・水モニタ（図6.24）

　水モニタは，放射線施設の排水タンク中からサンプル水を自動的に採取して排水中の放射能濃度を連続的に測定・監視・記録する．排水中の放射能濃度が法令で定められた基準濃度（Bq/cm³）以下（告示別表第2の6欄：**排液中又は排水中の濃度限度**）であることを確認して一般下水等へ放流する.

　γ線水モニタはNaI(Tl)シンチレーション検出器を使用したものがある．β線水モニタはプラスチックシンチレーション検出器を使用したものや，液体シンチレーション検出器を使用したものがある.

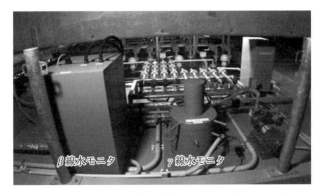

図 6.24 水モニタの例（γ線水モニタとβ線水モニタ）

6.3	体内 RI 分布

体内 RI 分布や内部被曝評価法であるホールボディカウンタおよびバイオアッセイ法，そして**預託線量**について述べる．

6.3.1 体内 RI 分布，内部被曝評価法

内部被曝評価法は，**ホールボディカウンタ**および**バイオアッセイ法**にて摂取した RI の放射能を測定し評価する方法が一般的である．

・ホールボディカウンタ（図 6.25）

ホールボディカウンタ（whole body counter）は，**全身カウンタ**や**ヒューマンカウンタ**などとも呼ばれ，体内に存在する放射性物質を体外から計測する装置である．γ線を放出する核種の体内 RI 分布測定と内部被曝評価に使用できる．なお α 線，β 線は透過力が弱いため，ホールボディカウンタにて体内から α 線や β 線を検出することはできない．γ 線を放出しない核種の内部被曝評価については後述のバイオアッセイ法にて評価する．

据置き型や車載型車に搭載したホールボディカウンタがある．精密な測定を行うためには，鉛等を用いたバックグラウンド放射線（宇宙線など）に対する大がかりな遮へいが必要である．

体内に存在する放射性物質から放出された γ 線を，体外に設置した検出器

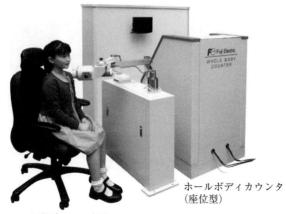

甲状腺モニタ併設

ホールボディカウンタ
（座位型）

図6.25 ホールボディカウンタの一例（甲状腺モニタも併設したタイプ）

（半導体検出器や NaI(Tl) シンチレーション検出器）によって測定評価する．半導体検出器を使用したホールボディカウンタはエネルギー分解能に優れるので核種の同定に有用である．NaI(Tl) シンチレーション検出器は高感度である．RI 摂取時の放射能は，半減期等を勘案してホールボディカウンタ測定値から遡って算出する．

・バイオアッセイ法

　γ 線を放出しない核種の内部被曝測定についてはバイオアッセイ法にて評価できる．主に α 線，β 線による内部被ばくを評価する際に用いられ，排泄物など生物学的試科を分析することによって，体内に取り込まれた放射能を推定評価する．測定試料は主に排泄物（尿・糞）などが用いられる．試料は有機物の除去など分析の前に前処理を必要とする．

　一般に測定対象は低放射能であるため，測定器は計測効率が高く，バックグラウンドが低いもので，かつ長時間の測定ができるものが必要である．測定器は，ガスフロー比例計数管，液体シンチレーションカウンタなどが用いられる．

6.3.2 預託線量

「預託線量」とは内部被ばく線量評価に用いられ，内部被ばくが長期間にわたる場合，時間的に積分し，将来（ある期間：ICRP では成人は 50 年間）にわたり被ばくを推定するために導入された概念である．すなわち被ばく管理上の手法であり，線量評価期間の 50 年の預託線量を単年度被ばくとして扱うものである．内部被ばくの実効線量は**預託実効線量**であり，「摂取量 [Bq]×実効線量係数 [mSv/Bq]」で評価する．つまり RI 摂取量 [Bq] をホールボディカウンタ等で測定評価し，**実効線量係数**（核種ごとに規定：告示別表第 2 の 2 欄（吸入摂取），3 欄（経口摂取））を乗じれば内部被ばく（預託実効線量）を評価できる．

=========================== **演習問題** ===========================

6.1　NaI（Tl）のホールボディカウンタで測定できるのはどれか．

1. 実効線量
2. 甲状腺等価線量
3. 体内の γ 線放出核種の放射能
4. 体内の純 β 放出核種の放射能
5. 体内に存在する放射性物質からの α 線スペクトル

6.2　個人被ばく線量計として用いられないのはどれか．

1. OSL
2. TLD
3. GM 計数管
4. 蛍光ガラス線量計
5. 半導体検出器

6.3　誤っている組合せはどれか．

1. 床面の汚染検査 ――――――――― GM サーベイメータ
2. 個人の体内被ばく線量測定 ――――― ハンドフットクロスモニタ
3. 汚染廃液の放射能濃度測定 ――――― シンチレーション検出器
4. 作業区域の空間線量率測定 ――――― 電離箱式サーベイメータ
5. 空気中放射性核種濃度の測定 ―――― 可搬形ダストサンプラ

6.4 不均等被ばくを算出する式を示す.

$H_{EE} = 0.08\,H_a + 0.44\,H_b + 0.45\,H_c + 0.03\,H_m$

正しいのはどれか.

1. H_{EE} は等価線量である.
2. H_a は線量計を胸部に装着した1 cm 線量当量である.
3. H_b は線量計を頭頸部に装着した1 cm 線量当量である.
4. H_c は線量計を腹部に装着した1 cm 線量当量である.
5. H_m は線量計を手指に装着した1 cm 線量当量である.

6.5 放射性同位元素による表面汚染で正しいのはどれか.

1. ふき取り面積は10 cm² である.
2. 固着性汚染の場合はスミア法を用いる.
3. α 線を放出する核種の汚染密度限度は4 Bq/cm² である.
4. β 線を放出する核種の汚染密度限度は40 Bq/cm² である.
5. 表面が浸透性の材質ではふき取り効率が非浸透性よりも高い.

〈参考文献〉

1) International Commission on Radiological Protection 2011 ICRP Statement on Tissue Reactions, ICRP 4825-3093-1465, April 2011

2) International Atomic Energy Agency 2013 Implications for Occupational Radiation Protection of the New Dose Limit for the Lens of the Eye, IAEA TECDOC 1731

3) Haga Y, Chida K, Kaga Y, Sota M, Meguro T and Zuguchi M：2017 Occupational eye dose in interventional cardiology procedures Sci. Rep. 7 569

4) Ishii H, Haga Y, Sota M, Inaba Y, Chida K：Performance of the DOSIRIS™ eye lens dosimeter. J Radiol Prot. 2019 Sep；39(3)：N19-N26

5) Inaba Y, Chida K, Kobayashi R, Kaga Y, Zuguchi M：Fundamental study of a real-time occupational dosimetry system for interventional radiology staff. J Radiol Prot. 2014 Sep；34(3)：N65-71

6) Chida K, Nishimura Y, Sato Y, Endo A, Sakamoto M, Hoshi C, Zuguchi M：Examination of the long-term stability of radiation survey meters and electronic pocket dosemeters. Radiat Prot Dosimetry. 2008；129(4)：431-4

7) Chida K, Morishima Y, Katahira Y, Chiba H, Zuguchi M：Evaluation of additional

lead shielding in protecting the physician from radiation during cardiac inter-
ventional procedures. Nihon Hoshasen Gijutsu Gakkai Zasshi. 2005 Dec 20 ; 61
(12) : 1632-7

8) Chida K, Morishima Y, Masuyama H, Chiba H, Katahira Y, Inaba Y, Mori I,
Maruoka S, Takahashi S, Kohzuki M, Zuguchi M : Effect of radiation monitoring
method and formula differences on estimated physician dose during percutane-
ous coronary intervention. Acta Radiol. 2009 Mar ; 50(2) : 170-3

9) Chida K, Kato M, Kagaya Y, Zuguchi M, Saito H, Ishibashi T, Takahashi S,
Yamada S, Takai Y : Radiation dose and radiation protection for patients and
physicians during interventional procedure. J Radiat Res. 2010 ; 51(2) : 97-105

10) Chida K, Kaga Y, Haga Y, Kataoka N, Kumasaka E, Meguro T, Zuguchi M :
Occupational dose in interventional radiology procedures. AJR Am J Roentgenol.
2013 Jan ; 200(1) : 138-41

演習問題解答

【第1章】

1.1 1,2　　**1.2** 5　　**1.3** 4　　**1.4** 2,5　　**1.5** 5

【第2章】

2.1 4

解説：衝突損失は運動エネルギーに反比例する．

2.2 3

解説：線エネルギー吸収係数は線エネルギー転移係数から二次電子の運動エネルギーで失った分を差し引いたものである．

線エネルギー吸収係数 $=\mu_{tr}-g\mu_{tr}=(1-g)\mu_{tr}$

2.3 3

解説：1/10価層を d とすると $d=\ln 10/\mu$（μ：線減弱係数）であるから，質量減弱係数 $\mu/\rho=\ln 10/(d\rho)=2.3/(0.203\times 11.3)=1.00$（$\rho$：密度）となる．

【第3章】

3.1 1　　**3.2** 1　　**3.3** 1,5　　**3.4** 1,5　　**3.5** 1

3.6 5

解説：γ 線のエネルギースペクトル測定を行うためには，光子1つひとつにエネルギーのタグ付け（フォトンカウンティング）を行う必要がある．このようなことができる検出器は選択肢の中では，Ge 半導体検出器のみである．電離箱もパルスモードで使用すれば，エネルギー計測が可能であるが，気体検出器であるため，α 線のような飛程の短い粒子でないとエネルギーを全部測定することができない．GM 計数管は，パルス波高が入射粒子のエネルギーによらず一定なので，そもそもエネルギー計測ができない．TLD や CR-39 は蓄積型の検出器なので，光子1つひとつのもつエネルギー情報を取り出すことはそもそもできない．

3.7 5

解説：この問題文で，直接利用と書いてあるところに注意してほしい．たとえば，シンチレーション検出器も，原理的に大元をたどれば，光電効果などの電離が最初と考えることもできるが，パルス生成という意味では，シンチレーション光から考えるのが普通であろう．そうすると，聞かれていることは，「放射線の電離によって生じた電離電荷を信号とする検出器はどれか」ということとほぼ同義である．この意味では，半導体検出器の5が正解となる．

3.8 2,4

解説：半導体検出器は，電離の際に，電子と正孔のペアができる．したがって，4は正しい選択肢である．

3.9 4

3.2.3「半導体の基本特性」を参照のこと．

3.10 4,5

解説：半導体検出器は，固体電離箱と形容されることもあるように，放射線による電離で作られたキャリアを信号とする．

3.11 4

解説：n型半導体のドナーは，むしろ正に帯電する．真性半導体のフェルミ準位は，伝導体と価電子帯の真中付近に位置する．フェルミ準位が禁制帯の上方に位置すれば，電子が多くなる．熱平衡状態では各領域のフェルミ準位が一致する．そうでなければ電流が流れてしまう．逆バイアスを印加すると，キャリアが動きにくくなる．

3.12 1,4

解説：温度が上昇すると，伝導体に上がる確率が増えるので，導電率が大きくなる．P型半導体の多数キャリアは正孔である．N型半導体の不純物はドナーである．Asは5価の原子なのでN型半導体を作る．PN接合の空乏層では，自由なキャリアが失われている．

3.13 4,5

解説：熱ルミネッセンス線量計も加熱により発生する熱蛍光を利用している．

3.14 3

解説：液体シンチレータは，低エネルギーβ線の測定に用いられる．

3.15 5

解説：アントラセンは有機シンチレータである．

3.16 1

解説：フェーディングは主に蓄積型の蛍光線量計で問題となる.

3.17 1

3.18 2

3.19 2　（計算：$\Delta T = 2/0.709 \times 10^3 = 2.82 \times 10^{-3} K$）

3.20 2

$$\left(\frac{800}{5} \pm \frac{\sqrt{800}}{5}\right) - \left(\frac{400}{10} \pm \frac{\sqrt{400}}{10}\right) = (160 \pm 2\sqrt{8}) - (40 \pm 2) = 120 \pm \sqrt{32+4} = 120 \pm 6$$

3.21 3

$$\frac{\sqrt{x}}{x} = 0.01, \quad \sqrt{x} = \frac{1}{0.01} = 100, \quad \therefore x = 10^4$$

3.22 3

確率変数の差がポアソン分布になるとはいえない.

3.23 5

x 分間測定とする．$400x \pm 10x$ 標準偏差は $\sqrt{400x}$ で与えられるので，

$$10x = \sqrt{400x}, \quad 100x^2 = 400x \quad \therefore x = 4$$

【第4章】

4.1 3

解説：式（4.1）に示す $\Delta E = (E_2 - E_1)/(n_2 - n_1)$ より，900 および 1900 のチャネル間の 1 チャネル当たりのエネルギー ΔE は，0.5 keV となる．1300 チャネルは 900 チャネルから 400 チャネル分である高いエネルギーであり，1 チャネル 0.5 keV から 200 keV 分に相当する．900 チャネルのとき 500 keV であることから，1300 チャネルの γ 線エネルギーは 500 + 200 = 700 keV となる.

4.2 2

解説：^{24}Na のスペクトルを図 4.17 に示す．C の陽電子消滅放射線のエネルギー吸収ピークは 0.511 MeV，D：2.75 MeV の γ 線のシングルエスケープピークは 2.75 - 0.51 = 2.24 MeV，E の 2.75 MeV γ 線のダブルエスケープピーク 2.75 - 1.02 = 1.73 MeV となる．A，B の光電吸収ピークがそれぞれ 1.37，2.75 MeV であるため，CAEDB の順番となる.

4.3 1

解説：半価層測定では吸収フィルタ厚と透過率との減弱曲線から透過率が半分になる吸収フィルタ厚（半価層）を計測する．吸収フィルタ厚が厚くなるほど，吸収フィルタにより低エネルギー成分が吸収され，検出器に入射する

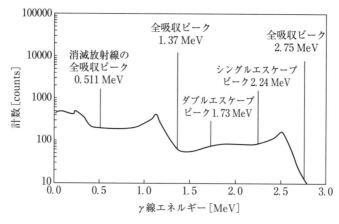

図 4.17　^{24}Na（γ線：1.37 MeV，2.75 MeV）のスペクトル

線質は硬くなる．すなわち検出器に入射する X 線のエネルギーは常に変化するため，エネルギー依存性の小さい検出器が適する．ゲルマニウム半導体検出器・NaI シンチレーション検出器はエネルギー依存性が大きく適さない．また計測時にはリアルタイムに測定値を得る必要があり，ガラス線量計・フリッケ線量計はリアルタイムの測定値を得ることができない．さらに測定するフリッケ線量計は数十 Gy 以上の大線量領域の検出器である．したがってエネルギー依存性も小さく，小線量での測定が可能な空気電離箱が最も半価層測定に適する．

4.4　3

解説：吸収板の質量減弱係数 $0.46\,\mathrm{cm^2g^{-1}}$，密度 $8.96\,\mathrm{gcm^{-3}}$ より吸収体の線減弱係数は $4.122\,\mathrm{cm^{-1}}$ となる．吸収体の厚さを $d\,[\mathrm{cm}]$ とすると，$\log e^2 = 0.693$ より $\mu d = 0.693$ から $d = 0.693/4.122 = 0.168\,[\mathrm{cm}]$ となる．

4.5　2，3

解説：1 の管電流の増加は，光子数が増加するが X 線の線質には関係ない．2 は管電圧が上昇すると線質が硬くなるため，透過率も上昇し半価層は大きくなる．3 は検出器が吸収体に近接すると吸収体からの散乱線が多くなるため，吸収体がない場合と比較して，透過率を大きく計測する．また吸収体が厚くなるほど散乱線量は増えるため，半価層は大きくなる．4 の検出器がビーム軸に対して傾いている場合は検出器効率の低下はあるが，透過率の測定値には

変化はない．仮に吸収体が傾いている場合には，X線が吸収体を透過するビーム軸に対して垂直に配置した場合と比較して距離が長くなるため，設置と考えている厚さよりも透過率が低下し半価層は小さくなる．5の高原子番号の不純物は，透過率の低下につながるため，半価層は小さくなる．

【第5章】

5.1　4　　5.2　4,5　　5.3　4　　5.4　5　　5.5　4

5.6　1

解説：蛍光ガラス線量計は，放射線照射により蛍光中心が生成される．また，この蛍光中心は紫外線照射により主に560 nm のイエロー RPL を示し，読み取り（紫外線照射）による消失もない．エネルギー依存性は，低エネルギー補償 Sn フィルタを使用時においても光子エネルギーが 30 keV から 1.3 MeV の間で ±20％程度生じる．

5.7　4,5

解説：熱ルミネセンス線量計は，積算型の線量計として用いられる．また，放射線照射時に生成し捕獲されていた電子–正孔対は，加熱によって再結合し，そのときの余剰エネルギーが光に変換される．この光は，リーダー内の光電子増倍管によって電気信号に変換される．アニーリングによって，捕獲されていた電子–正孔対は再結合して初期状態に戻るため，再使用できる．

5.8　1,2

解説：グローカーブは，捕獲準位の種類や捕獲電子の数などに依存する．素子の種類やアニーリング温度が異なると結晶構造や格子欠陥の種類が変化するため，捕獲準位の種類が異なりグローピーク温度やグローピークの成分数に変化が生じる．また，照射から測定までの時間が異なると，フェーディング等により捕獲電子の数に変化が生じるため，グローピーク強度が減少する．

5.9　4

解説：光刺激ルミネッセンス（optically stimulated luminescence：OSL）は，輝尽発光（photo stimulated luminescence：PSL）と同義で BaFX：Eu（X＝Cl，Br，I）などの OSL（PSL）を利用したイメージングプレートが放射線イメージング用の検出器として利用されている．

5.10　1,3

解説：フリッケ線量計は，モール塩（$FeSO_4(NH_4)_2SO_4 \cdot 6H_2O$）の希硫酸溶液中の第一鉄イオン（$Fe^{2+}$）から第二鉄イオン（$Fe^{3+}$）への酸化反応を利用した液体の化学線量計であり，$G$ 値（15.5）もセリウム線量計の G 値（2.5）と異なる．

5.11　1，4

解説：Fricke（フリッケ）線量計とセリウム線量計は，酸化反応と還元反応を利用した化学線量計である．ゲルマニウム検出器とフォトダイオード検出器は，固体の電離現象を利用した検出器であり，Cherenkov（チェレンコフ）は，発光現象を利用した検出器である．

5.12　1，4

解説：BF_3 計数管は，主に ^{10}B と熱中性子との核反応 $^{10}B+n \rightarrow {}^7Li+\alpha$ を利用した中性子検出器である．また，蛍光ガラス線量計は，紫外線照射によるRPL を利用する．

5.13　2，5

解説：1 回の照射による変化を繰り返し読み取り可能か否かは，放射線照射によって生成された電子–正孔対，または化学変化が読出しによって消失するか否かで決まる．蛍光ガラスでは，読み取りの励起源である紫外線による蛍光中心の消失はない．また，ラジオクロミックフィルムでは，照射によって生じたポリマーもスキャナによる読み出しで変化することはない．

5.14　2

解説：電離箱と GM 計数管は気体の電離を利用した検出器で，半導体検出器は固体の電離を，Fricke（フリッケ）線量計は化学反応を利用した検出器である．OSLD は，optically stimulated luminescence dosimeter の略（光刺激ルミネッセンス線量計）で発光現象を利用した検出器である．

5.15　3

解説：GM 計数管は，β 線の測定に特化しており，また，高電圧を印加する必要があること，積算線量の測定に向いていないこと，小型化が難しいことなどから個人被ばく線量計として用いられていない．

【第 6 章】

6.1　3

解説：実効線量および等価線量はホールボディカウンタで直接測定はできな

い.

ホールボディカウンタでは，体内のβ線やα線の測定はできない.

6.2　3

解説：GM計数管は個人被ばく線量計として使用せず，たとえばβ線の表面汚染検査などに用いる.

その他は個人被ばく線量計線量計として用いられる.

6.3　2

解説：ハンドフットクロスモニタは人体表面の汚染検査に使用

6.4　4

解説：H_cは線量計を腹部（および大腿部）に装着した1cm線量当量である.

4は正しい.

H_{EE}は実効線量.　H_aは線量計を頭頚部に装着した1cm線量当量.　H_bは線量計を胸部に装着した1cm線量当量.　H_mは，H_a，H_b，H_cの中で最大値となる1cm線量当量.

6.5　3，4

解説：ふき取り面積は100cm^{2}である.　固着性汚染の場合はサーベイメータ法を用いる.　表面が浸透性の材質ではふき取り効率が非浸透性よりも低い.

索　引

〈サ　行〉

〈マ　行〉

〈ヤ　行〉

〈**著者紹介**〉（執筆順）

齋藤　秀敏（さいとう　ひでとし）
　1997　年　日本大学大学院理工学研究科博士後期課程修了
　専門分野　医学物理学，放射線治療物理学
　現　　在　東京都立大学大学院人間健康科学研究科教授，博士（工学）

椎山　謙一（しいやま　けんいち）
　1992　年　福岡大学大学院理学研究科博士後期課程修了
　専門分野　放射線物理学
　現　　在　純真学園大学教授，博士（理学）

岩元　新一郎（いわもと　しんいちろう）
　2008　年　大阪府立大学大学院工学研究科博士後期課程修了
　専門分野　放射線物理学，放射線工学
　現　　在　広島国際大学教授，博士（工学）

古德　純一（ことく　じゅんいち）
　2004　年　東京大学大学院理学系研究科博士課程修了
　専門分野　医学物理
　現　　在　帝京大学大学院医療技術学研究科教授，博士（理学）

納冨　昭弘（のうとみ　あきひろ）
　1992　年　九州大学大学院工学研究科博士後期課程中退
　専門分野　放射線計測学
　現　　在　九州大学大学院医学研究院准教授，博士（工学）

鬼塚　昌彦（おにづか　よしひこ）
　1976　年　九州大学大学院理学研究科博士課程単位取得退学
　専門分野　医学物理学
　現　　在　福岡医療専門学校非常勤講師，医学博士

橘　昌幸（たちばな　まさゆき）
　2010　年　九州大学大学院工学府博士後期課程修了
　専門分野　放射線治療技術学，放射線計測学
　現　　在　広島国際大学教授，博士（工学）

眞正　浄光（しんしょう　きよみつ）
　2006　年　立教大学大学院理学研究科博士後期課程修了
　専門分野　放射線計測学，放射線化学，放射化学
　現　　在　東京都立大学大学院人間健康科学研究科教授，博士（理学）

千田　浩一（ちだ　こういち）
　2002　年　東北大学大学院医学系研究科博士後期課程修了
　専門分野　放射線技術科学
　現　　在　東北大学災害科学国際研究所/大学院医学系研究科教授．博士

診療放射線基礎テキストシリーズ ④
放射線計測学

2020 年 3 月 31 日　初版 1 刷発行
2024 年 2 月 20 日　初版 3 刷発行

検印廃止

著　者　齋藤秀敏・椎山謙一・岩元新一郎・古徳純一・納冨昭弘
　　　　鬼塚昌彦・橘　昌幸・眞正浄光・千田浩一　　　　　© 2020

発行者　南條光章

発行所　**共立出版株式会社**

〒 112-0006　東京都文京区小日向 4 丁目 6 番 19 号
電話　03-3947-2511
振替　00110-2-57035
www.kyoritsu-pub.co.jp

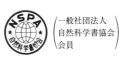

一般社団法人
自然科学書協会
会員

印刷・製本：真興社
NDC 492.4 / Printed in Japan

ISBN 978-4-320-06190-3

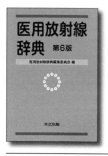
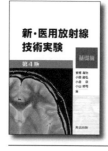
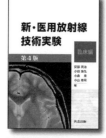
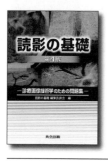